大数据环境下的信息管理方法技术与服务创新丛书

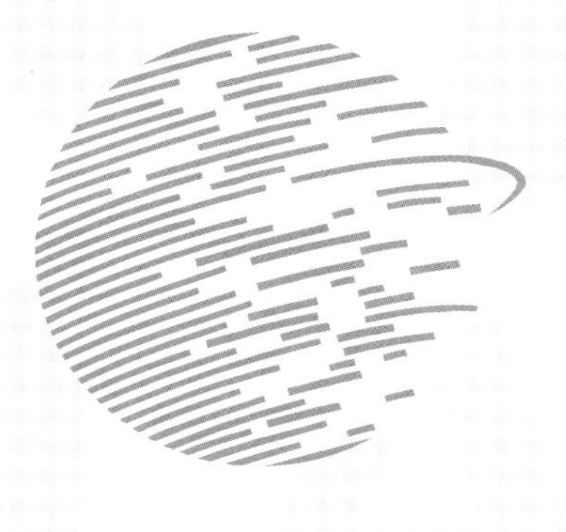

湖北省学术著作出版专项资金资助项目

老年人网络健康信息查询行为研究

Research on the Online Health Information Seeking Behaviors among Elderly

吴丹　著

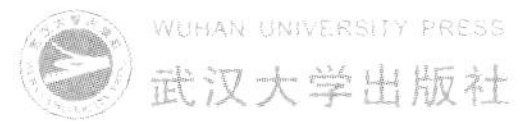

图书在版编目(CIP)数据

老年人网络健康信息查询行为研究/吴丹著.—武汉：武汉大学出版社,2017.3
大数据环境下的信息管理方法技术与服务创新丛书
ISBN 978-7-307-18231-8

Ⅰ.老… Ⅱ.吴… Ⅲ.老年人—健康状况—信息管理—研究—中国 Ⅳ.R199.2

中国版本图书馆 CIP 数据核字(2016)第 151014 号

责任编辑:詹 蜜　　责任校对:李孟潇　　版式设计:马 佳

出版发行:**武汉大学出版社**　(430072 武昌 珞珈山)
(电子邮件:cbs22@whu.edu.cn 网址:www.wdp.whu.edu.cn)
印刷:武汉精一佳印刷有限公司
开本:720×1000 1/16　印张:14　字数:202 千字　插页:4
版次:2017 年 3 月第 1 版　2017 年 3 月第 1 次印刷
ISBN 978-7-307-18231-8　定价:49.00 元

作者简介

吴丹，女，博士，教授，博士生导师。毕业于北京大学，获得情报学专业博士学位。美国匹兹堡大学信息科学学院访问学者。入选国家首批“万人计划青年拔尖人才”，以及武汉大学“珞珈特聘教授”和“珞珈青年学者”。在国内外期刊和会议上共发表专业学术论文130余篇，出版专著7部，主持国家级、省部级等各类科研项目20余项。在美国、德国、加拿大、新加坡等国举办的国际会议如SIGIR、CIKM、iConference、CSCW、JCDL等上多次受邀发表主题演讲，是多个国际期刊与会议的编委和同行评议专家。

湖北省学术著作出版专项资金资助
项目“大数据环境下的信息管理方
法技术与服务创新丛书”之一

前　　言

全世界已进入以老龄化和信息化为特征的阶段。据联合国人口司估计，到2050年，全球60岁以上的老龄人口总数将近20亿，占总人口的21%，并出现老年人数量超过儿童总数的现象。中国是世界上老年人口最多的国家，占全球老年人口的1/5，已进入老龄化社会。随着全球信息化建设的发展，计算机网络已经成为老年人的重要信息源，互联网的普及逐渐从青年向中老年扩散，中老年群体是网民增长的主要来源。老龄化和信息化的到来，使信息行为研究开始倾向于关注老年人群体，但老年人群体的特殊性使其信息需求倾向不同于其他年龄群体，健康信息是老年人最为关注的信息。伴随着计算机网络等先进技术在卫生保健方面的应用、健康信息网络化以及老年人医疗保健财政负担加重等，对老年人健康信息行为研究得到了许多国家的重视。在我国，党的十八届三中全会《中共中央关于全面深化改革若干重大问题的决定》中指出："积极应对人口老龄化，加快建立社会养老服务体系和发展老年服务产业。"因此，关注老年人健康信息行为是十分必要的。

1997年Gollop C.J.最早关注老年人健康信息行

为,研究了老年女性的健康信息行为影响因素、获取信息渠道以及公共图书馆在健康信息检索中应发挥积极作用,研究表明老年人健康信息的来源是多样化的,包括个人医生、媒体、家庭成员和朋友,影响老年人健康信息检索行为因素主要包括教育水平、年龄、文化素养及健康信息可获得性。进入21世纪,随着计算机为媒介等先进技术进入老年人生活,关于老年人健康信息行为研究转向使用计算机通信技术等先进工具对老年人健康生活的影响和作用,以及老年人在网络环境下的健康信息行为和影响因素研究。目前,老年人健康信息行为研究扩展到对不同情境下、不同阶段老年人群体的信息需求、获取、检索、选择、分析、评价等行为研究,以及对老年人认知能力、知识、情感态度等具体因素的深入研究。

国外老年人健康信息检索行为研究成为国际图书馆协会联合会(IFLA)、美国图书馆协会(ALA)、美国情报科学技术协会(ASIST)、iConference等图书情报国际会议近年来的热点主题;随着中国进入老龄化和信息化,国内关于老年人健康信息检索行为研究开始受到关注。总体而言,老年人健康信息检索行为研究朝着多学科、多角度、过程化、实践性的方向开展,具体研究方向包括:对比在不同情境、检索任务、年龄段、健康状况等情形下的信息行为特点和心理倾向;老年人网络健康信息检索过程中每一步行为策略及规律;提升老年人健康信息素养的措施;老年人行为模式用于指导公共健康信息服务等。

本书的研究目标是通过问卷调查,揭示日常生活中老年人群体网络健康信息的需求、获取方式和渠道,以及对网络健康信息的利用和评价等;进一步通过受控用户检索实验研究网络环境下老年人健康信息检索的行为模式,揭示在不同健康情境下老年人的检索行为特点,以及认知和情感的变化,提供老年人健康信息检索行为的实证研究。最后,在调查研究和实验研究的基础上构建老年人网络健康信息检索行为模型,根据模型提出为老年人提供健康信息检索服务方式和内容的建议,提高健康信息检索对老年人健康生活的积极作用。

本书采用了问卷调查法、受控用户检索实验法、观察法、半结构化访谈法等数据收集方法，以及统计分析法、点击流数据分析法、检索主题评价法、内容分析法等数据分析方法。研究思路是从图书情报学、心理学、行为科学、老年学、健康医学、计算机科学等多方面收集资料，基于前人的研究基础，结合我国老年人健康状况进行老年人日常生活网络健康信息检索行为调查研究，在调查的基础上进一步开展关于老年人在网络上检索健康信息的用户实验研究，最后构建老年人网络健康信息检索行为模型，为老年人网络健康信息检索平台的建设提供建议和指导。

本书研究网络环境下老年人健康信息检索行为模式、心理变化及影响因素，目的是提高网络健康信息检索在老年人生活中的积极作用，为老年人提供更好的网络健康信息服务，促进老年人健康老龄化和幸福老龄化。具体来说，理论价值体现在：①本书以老年人群体作为研究对象，扩展了用户信息行为领域中“特定用户群体”的研究，为验证用户信息行为模型提供依据，丰富了信息检索行为理论；②本书以特定情境和与个体相关的具体任务为研究限定，揭示在不同情境下的不同任务中，老年人网络信息检索行为的特点，是对信息检索行为领域中空间环境研究的进一步探索；③本书通过老年人日常网络健康信息检索调查和模拟具体任务的检索实验，获取间接的和直接的行为数据，构建老年人网络健康信息检索行为模型，并从信息检索、行为科学、心理学等多学科角度研究搜索策略、认知、情感等因素的影响，为老年人的个性化信息服务提供理论指导。

本书的实际应用价值体现在：①本书通过问卷调查和模拟实验研究老年人网络健康信息检索行为模式，可以帮助提高老年人自身的健康信息素养和检索健康信息的能力，对以后进行医疗健康的决策提供帮助，从而减轻国家医疗保健负担，具有重要的社会和经济意义；②本书通过构建老年人网络健康信息检索行为模型，以及研究其对公共健康信息检索平台建设的指导，可以帮助我国公共信息服务机构提高针对老年人的网络健康信息服务质量，为建设高质量的网络健康信息检索平台和规范的网络健康信息服务体系提供指导和参考。

研究生李一喆、冉爱华、祝曼、姚璇参与了本项目研究。其中，李

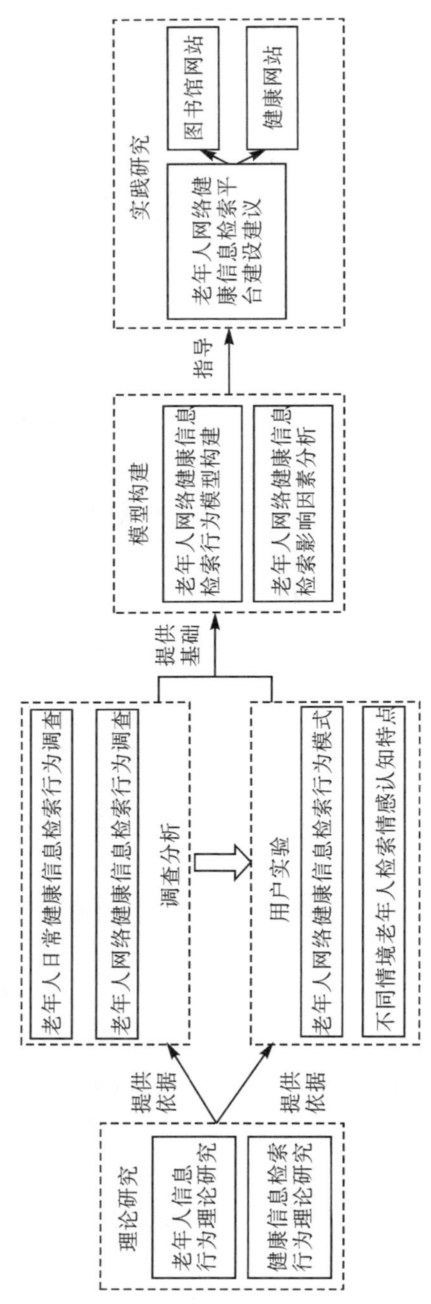
理论研究
老年人信息行为理论研究
健康信息检索行为理论研究
提供依据
提供依据
调查分析
老年人日常健康信息检索行为调查
老年人网络健康信息检索行为调查
用户实验
老年人网络健康信息检索行为模式
不同情境老年人检索情感认知特点
提供基础
模型构建
老年人网络健康信息检索行为模型构建
老年人网络健康信息检索影响因素分析
指导
实践研究
老年人网络健康信息检索平台建设建议
图书馆网站
健康网站

一喆进行了老年人网络健康信息查询行为调查和实验的实施,并参与撰写第 4 章、第 5 章和第 6 章;冉爱华进行了老年人网络健康信息查询行为调查的实施,并参与撰写第 3 章和第 6 章;祝曼进行了老年人网络健康信息查询行为调查的实施,并参与撰写第 2 章和第 4 章;姚璇进行了老年人网络健康信息查询行为调查的实施,并参与撰写第 1 章和第 4 章。

本书得以完成,要感谢武汉大学信息管理学院各位领导和老师的帮助;感谢武汉大学出版社詹蜜老师的辛勤付出;感谢所有本书参考文献作者;感谢所有参与调查与实验的老年人用户。

限于能力和水平,本书还有许多不足之处,有很多问题还有待进一步深入研究。敬请各位专家、读者批评指正。

联系方式:woodan@ whu.edu.cn

吴丹

2016 年 8 月 3 日

CONTENTS 目　　录

第1章 老年人网络健康信息查询行为概述

1.1 研究背景

中国是世界老年人口最多的国家,并已进入老龄化社会,据《中国老龄事业发展报告(2013)》蓝皮书指出,截至2012年年底,我国60岁及以上人口为1.94亿,占全国总人口的14.3%。据联合国人口司估计,到2050年,全球60岁以上的老龄人口总数将近20亿,占总人口的21%。随着全球信息化的发展,计算机网络已经成为老年人的重要信息源,《第34次中国互联网络发展状况统计报告》指出,截至2014年6月,中国互联网普及率达到46.9%,50岁以上的网民占7.3%,互联网的普及逐渐从青年向中老年扩散①。Kristy Williamson、A.Palsdottir等学者调查了老年人的信息需求,表明健康是老年人最为关注的信息②③,随着计算机网络等先进技术在卫生保健方面的应用、健康信息网络化及老年医疗保健财政负担加重,老年人通过

① 第34次中国互联网发展统计报告[EB/OL].[2014-12-05].http://www.cnnic.net.cn/hlwfzyj/hlwxzbg/hlwtjbg/201407/P020140721507223212132.pdf.

② Williamson K.Older Adults: Information, Communication and Telecommunications[J].Unpublished Doctoral Dissertation, RMIT, Monash, Australia,1995.

③ Palsdottir A. Elderly Peoples' Information Behaviour: Accepting Support from Relative[J].LIBRI,2012,62(2): 135-144.

网络查询和利用健康信息的行为研究得到了更多学者的重视。

1997 年,Claudia J.Gollop 最早关注老年人健康信息行为,研究了老年女性的健康信息行为影响因素、获取信息渠道以及公共图书馆在健康信息查询中应发挥的积极作用,研究表明老年人健康信息的来源是多样化的,包括个人医生、媒体、家庭成员和朋友,影响老年人健康信息查询行为因素主要包括教育水平、年龄、文化素养及健康信息可获得性。进入 21 世纪,随着计算机为媒介等先进技术进入老年人生活,关于老年人健康信息行为研究转向使用计算机通信技术等先进工具对老年人健康生活的影响和作用,老年人在网络环境下的健康信息查询行为和影响因素研究等。

本研究以老年人群体作为研究对象,扩展了对用户信息行为领域中"特定用户群体"的研究。研究通过调查老年人网络健康信息需求、查询途径和查询行为的分析,了解目前国内外老年人网络健康查询行为的现状;通过老年人网络健康信息行为查询问卷调查研究,总结我国老年人网络健康信息查询的现状,包括健康信息需求、获取健康信息途径、网络健康信息检索行为、健康信息查询障碍、健康信息利用 5 个部分;通过老年人完成健康信息检索行为的用户实验研究,分析我国老年人健康信息检索的行为特点和行为模式以及不同健康信息查询情境下老年人情感、认知和健康信息处理的差异。基于我们的调查和实验研究,从而构建老年人网络健康信息查询行为的模式,并提出关于提高我国老年人查询健康信息能力、提高老年人公共健康信息服务机构(如图书馆)的作用、建设高质量的网络健康信息服务平台等措施的建议。

1.2　老年人网络健康信息查询行为的相关概念

1.2.1　信息查询行为

人类围绕着信息资源开发、管理和利用的一切活动是一项基本行为,我们把所有与信息源、信息交流、信息接收有关的人类行为称为信息行为。信息查询行为是信息行为的一个子集。1984 年,英国

皇家社会科学情报会议(The Royal Society Scientific Information Conference)的召开标志着现代人类信息查询行为研究的开始。对于信息查询行为的定义,诸学者表述各异(见表 1-1)。

表 1-1 **信息查询行为定义**

序号	年份	作者	定　义
1	1983	Krikelas	当个体想确认某一信息,以满足其感受到的需要时,所从事的任何活动都是信息查询行为①
2	1991	Brown	信息查询是一种受目标驱动的活动,通过解决问题来满足需求②
3	1995	Marchionini	信息查询是人们为了改变其知识状态而从事的有决心的活动过程③
4	2000	Wilson	信息查询行为源于使用者意识到对某种需要的认知,是指为满足某种需要而激活记忆力所存储的知识或者在周围环境中有目的地查询信息的过程④
5	2002	巢乃鹏	信息用户因为感知到需求(或解决问题)而采取的相关信息查询策略,并通过一系列的外在的信息活动表现,最终获得所需信息的整个过程⑤

以上对信息查询行为的定义可以分为两类,一类认为信息查询行为是单个的、独立的活动,如 Krikelas 和 Brown;另一类则认为信息查询行为是一系列的活动过程,如 Wilson 和巢乃鹏。而信息查询行为的出发点都是信息用户为了满足其已认知的信息需求。本书认为

① Krikelas J.Information Seeking Behavior: Patterns and Concepts,1983(2).

② Brown M. E. A General Model of Information-seeking Behavior, 1991.

③ Marchionini G. Information Seeking in Electronic Environments,1995.

④ Wilson T.D.Human Information Behavior [J].Information Science,2000,3(2):49-56.

⑤ 巢乃鹏.网络受众心理行为研究——一种信息查询的研究范式 [M].北京:新华出版社,2002.

信息查询行为是信息用户为满足其感知的和潜在的需求,有目的地采取一系列的信息活动,获取所需信息的整个过程。

1.2.2　网络信息查询行为

1994 年,由斯坦福大学 David Filo 和 Gerry Yang 开发出基于互联网的超级目录索引 Yahoo,首次提出了利用互联网查询信息的概念。1998 年后,以 Google 和 Inktomi 为代表的互联网搜索引擎的出现,真正开始了人们网络信息查询之路。学者们也从认知心理学、决策学等多学科视角下对网络信息查询行为进行定义(见表 1-2)。

表 1-2　**网络健康信息查询行为定义**

序号	年份	作者	定　　义
1	2000	Wilson	网络信息搜索行为是用户因为感知到需求(或解决问题)从而利用网络来搜索信息的过程中所体现的一系列外在的信息活动表现①
2	2003	Chu H.	用户在与 IR 系统交互过程中搜索信息的有目的性行为②
3	2005	沙勇忠	用户个体为满足其意识到的信息需求而利用网络采取的一系列外在的获取信息的活动③

从上述对信息查询行为以及网络信息查询行为的定义来看,无论是信息查询行为还是网络信息查询行为都是由用户的信息需求引发,其后具体表现就是为满足用户需求或是弥补用户的认知鸿沟而采取一系列获取信息的活动。其中网络信息查询行为是在网络这一

① Wilson T.D.Human Information Behavior [J].Information Science,2000,3(2):49-56.

② Chu H.Information Representation and Retrieval in the Digital Age [M].Medford,NJ:Information Today,2003.

③ 沙勇忠,任立肖.网络用户信息查寻研究评述 [J].图书情报工作,2005,49(1):128-132,111.

特定环境下进行的。在不同领域,赋予其不同的含义,Chu 将信息活动限制在用户和 IR 系统交互程中,沙勇忠则强调获取信息的过程。本书认为网络信息查询行为是在网络环境下,以网络为工具实现的信息查询行为。

1.2.3 健康信息查询行为

信息是通向健康的必经之路。用户通过健康信息的查询、获取,可以增强其健康相关专业知识,利用健康信息改变个人健康习惯,改善个人身体健康状况等。因此,国外较早地针对健康信息查询行为(Health Information Seeking Behavior, HISB)进行了大量研究,并意识到研究用户的健康信息查询行为有助于了解用户健康信息查询的特点;帮助用户更有效地查询健康信息;为用户提供良好的查询环境及服务。早在 1984 年,Lenz 就对健康信息查询行为的概念进行界定,这也是其最具代表性的概念研究成果。此后,学者们从不同角度对健康信息查询行为给出定义,如情景、具体动作方式等。其中健康信息泛指与人们身心健康、疾病、营养、养生等相关的信息(见表 1-3)。

表 1-3 **健康信息查询行为定义**

序号	年份	作者	定　义
1	1984	Lenz	依据程度、方法两个主要维度变化的系列相关行为
2	1990	Barsevic 等	获取有关某一具体时间或情境知识点行为
3	1998	Conley	为获取、澄清以及确定关于某一事件或情境的知识或信息而采取的语言或非语言行为
4	2007	Niederdeppe	个人为应对特定健康事件而积极地获取特定信息的活动①

① Niederdeppe J., Hornik R.C., Kelly B.J., et al.Examining the Dimensions of Cancer-related Information Seeking and Scanning Behavior [J]. Health Communication, 2007, 22(2): 153-167.

续表

序号	年份	作者	定　　义
5	2012	Manafo	针对具体事件或情境,用户在获取、澄清及确认与健康相关知识或信息的过程中表现出来的口头或非口头的行为①

从上述学者对健康信息查询行为的概念研究来看,多数学者都是在信息查询行为视角下探讨健康信息查询行为。本书比较倾向于 Manafo 对健康信息查询行为的定义,是针对某一具体事件或情境,用户为满足其需求,以健康相关知识和信息为主,在获取、澄清及确认过程中表现出来的所有信息活动。

1.2.4　健康信息素养

1974 年,美国信息产业协会主席 Paul Zurkowski 首次提出了“信息素养”的概念②,1989 年美国图书馆协会(American Library,ALA)将信息素养描述为:“具有信息素养的人能够判断何时需要信息,并懂得如何去获取、评价和有效地利用所需要的信息”③。

1974 年,Simonds S.K.在讨论将健康教育作为一项社会政策的研究中首次提出“健康素养”(Health Literacy)这一术语④。1995 年,美国《国家健康教育标准》对健康素养给出了较为恰当的定义:“个体具有获得、理解和处理基本健康信息或服务的能力,并能运用信息和服务来促进个体健康。”⑤从定义上可以看出,健康素养侧重于个

① Manafo E.H., Wong S. Exploring Older Adults' Health Information Seeking Behaviors [J].Journal of Nutrition Education and Behavior,2012,44(1): 85-89.

② 金国庆.“信息素养”一词的概念分析及历史概述[J].国外情报科学,1996(1).

③ Burnbein R. Information Literacy:A Core Competency[R]. 1992(4).

④ Simonds S.K.Health Education as Social Policy [J].Heal Edu. Mon.,1974(2):1-25.

⑤ Thomas J.Principles of Health Education and Health Promotion [M].Wads Worth:Thomson Learning,2001:145-181.

人对健康信息或服务获取、理解、处理和决策的能力。然而,2002年前后的一系列研究表明,美国公众的健康素养促进依然面临着巨大的挑战,主要体现在健康信息的可读性差、健康信息源的可靠性模糊、公众对健康信息的评价能力缺失等①。而提高公众健康素养水平,能够减少卫生资源的浪费,改善国家健康产出;增进医患沟通,缓解医患矛盾;促进公众对疾病的预防和控制,提高公众对自我健康管理的能力②。

2003年美国医学图书馆学会(MLA)首先认识到公众健康素养促进工作面临挑战,指出应该将"信息能力"注入健康素养的研究中,MLA将信息素养和健康素养两个概念相互融合渗透,从而首次提出了健康信息素养(Health Information Literacy,HIL)的概念:"认识到健康信息需求,熟悉可能的信息源并检索相关信息,评价信息的质量以及在某一具体情形下的适用性,分析、理解并利用信息作出合理的健康决策的能力。"③健康信息素养的研究对象也从早期的医生和病人逐渐扩展到面向社会公众。

1.2.5 老年人信息行为

老年人信息行为包括两部分,一部分是行为主体,即老年人,另一部分则是具体行为,即信息行为。首先对于老年人概念的界定,不同文化圈、不同国家或者地区有所不同。此处主要以法律学上老年人的概念为准(见表1-4)。

根据实际情况,由于我国是发展中国家,处于亚太地区,该地区

---

① 卫生部妇幼保健与社区卫生司,中国健康教育中心/卫生部新闻宣传中心. 首次中国居民健康素养调查报告(2009-12-18)[EB/OL].[2010-07-05]. http://61.49.18.65/publicfiles/business/htmlfiles/mohfybjysqwss/s3590/200912/45121.htm.

② 孔燕,沈非飞. 健康素养内涵探析[J]. 医学与哲学(人文社会医学),2009,30(3):17-19,53.

③ Medical Library Association, Health Information Literacy (2009-12-27)[EB/OL].[2010-05-06]. http:// www.mlanet.org/resources/healthlit.

表 1-4　　**老年人定义**

序号	地区/组织	定　　义
1	国际人口学会	老年是指大多数人都要退休的那一个生命阶段,国外有人称为第三时期,在此年龄界限以上的人称为老年人
2	世界卫生组织	60 周岁以上人群的是老年人
3	发达国家	多数以 65 周岁及以上人群为老年人
		日本男性 65 周岁及以上,女性 60 周岁及以上人群为老年人
		美国 67 周岁及以上人群的是老年人
4	发展中国家	60 周岁及以上人群的是老年人①

规定 60 周岁及以上人群为老年人,我国现阶段以 60 周岁及以上为划分老年的通用标准。并规定男子 60 岁,女子 55 岁为退休年龄,因此本书中实验对象为 55 岁及以上的女性和 60 岁及以上的男性老年群体。

信息行为是人类特有的一种行为,是指主体为了满足某一特定的信息需求(如科研、生产、管理等活动中的信息需求)在外部作用刺激下表现出的获取、查询、交流、传播、吸收信息的活动。因此老年人信息行为就是以老年人为主体,为满足其某一特定的信息需求(如科研、生产、管理等活动中的信息需求)在外部作用刺激下表现出的获取、查询、交流、传播、吸收信息的活动。

1.3　老年人信息查询行为研究综述

1.3.1　老年人信息查询行为研究的发展阶段

(1)20 世纪 80 年代到 20 世纪末:老年人宏观信息世界研究

最早关注老年人信息行为研究的是 1985 年美国图书馆与信息

① 黄敬亨.健康教育学[M].上海:复旦大学出版社,2011.

科学委员会的 Bessie Boehm Moore，他探究图书馆应如何为不同处境老年群体提供信息服务①；1986 年 Alan M. Rubin 研究老年人通过电视媒体进行信息查询活动及行为与老年人的交流、社会和心理特征之间的关系②；1991—1992 年 Chatman E.描述退休老年女性的信息世界，研究调查 55 位南卡罗来纳州退休女士的信息需求和获取信息的来源，认为她们倾向选择有教育价值的信息内容和印刷信息③④；1995—1997 年澳大利亚 Williamson Kristy 通过日记和访谈的方法，调查 202 位老年人日常生活情境下的信息需求、行为和常用信息源，并从文化、生理和社会环境等角度了解影响老年人信息查询行为的因素，认为老年人处于被动信息接收状态而不是主动信息查询状态⑤。这一阶段的研究主要关注老年人日常生活的信息需求、信息渠道、外部信息环境以及信息行为影响因素，构造了一个较宏观的老年人信息世界。但是，这一阶段对老年人其他情境的信息行为研究较少涉及，有关信息行为影响因素没有深入研究，这也和计算机网络没有得到广泛应用有关。

（2）20 世纪末至今：计算机/网络环境下老年人信息行为研究

随着计算机为媒介的先进技术开始走入老年人的生活，关于老年人信息行为研究开始增加，研究主要有两方面：一是老年人和以计算机通信技术为媒介的技术工具之间的相互影响；二是老年人基于

---

① Bessie Boehm Moore.Library/Information Services and the Nation's Elderly [J]. Journal of the American Society for Information Science, 1985, 36(6): 364-368.

② Alan M.Rubin.Television, Aging and Information Seeking [J]. Language & Communication, 1986, 6(1): 125-137.

③ Chatman E. Channels to a Larger Social World: Older Women Staying in Touch with the Great Society [J]. Library & Information Science Research, 1991, 42(6): 438-449.

④ Chatman E. The Information World of Retired Women [M].Westport, CT7 Greenwood Press, 1992.

⑤ Williamson K. Discovered by Chance: The Role of Incidental Learning Acquisition in an Ecological Model of Information Use [J].Library & Information Science Research, 1998, (20): 23-40.

计算机网络在不同情境下的信息行为及其影响因素研究。

老年人利用计算机网络等技术工具是在网络情境下开展信息行为的第一步。2003 年，Neil Selwyn 等研究了老年人生活中使用计算机的情况和对 ICT 等工具的态度①；2005 年，Maria Karavidas 等认为使用计算机可以帮助老年人提升自我效能感，降低不安感并提高生活的满意度②；2010 年，西班牙 Sergio Sayago 通过追踪调查研究，显示老年人非常丰富地使用 CMC 工具，他们渴望成为包容的、社会的、独立的和有能力的 ICT 使用者③；Katherine V. Wild 研究影响老年人使用计算机的因素，计算机培训对老年人自我效能感、不安的积极影响④。研究表明，计算机网络使用对老年人利用信息和日常生活产生积极影响，同时也有困难和障碍，但通过教育培训可提高老年人利用计算机网络的技能和社会包容感。基于网络环境中老年人信息查询行为研究包括老年人查询行为特点和影响因素。1998 年，Richard A.Sit 研究了老年人的图书馆联机目录检索行为表现及 Borgman 知识结构在检索过程中的作用⑤；2006 年，Aideen J. Stronge 研究调查老年人检索策略使用和检索成功之间的关系及年龄对检索策略使用的影响⑥；Sharit Joseph 通过实验研究老年人的知识、认知能力和检

---

① Neil Selwyn, et al. Older Adults' Use of Information and Communications Technology in Everyday Life [J]. Ageing and Society, 2003, 5(23):561-582.

② Maria Karavidas, et al. The Effects of Computers on Older Adult Users [J]. Computers in Human Behavior, 2005,(21): 697-711.

③ Sergio Sayago. Everyday Use of Computer-mediated Communication Tools and Its Evolution Over Time: An Ethnographical Study with Older People [J]. Interacting with Computers,2011, 23 (5): 543-554.

④ Katherine V. Wild,et al. Computer-related Self-efficacy and Anxiety in Older Adults with and without Mild Cognitive Impairment [J]. Alzheimer's & Dementia, 2012,8(6): 544-552.

⑤ Richard A.Sit. Online Library Catalog Search Performance by Older Adult Users [J]. Library & Information Science Research, 1998,10(2):115-131.

⑥ Aideen J. Stronge, et al. Web-Based Information Search and Retrieval: Effects of Strategy Use and Age on Search Success [J]. Human Factors,2006,48 (3): 434-446.

索任务复杂性对老年人网络检索行为和表现的影响①;2010 年,Vicki L.Hanson 通过实验研究老年人利用技术的优势和劣势以及在定义明确和不明确的检索任务中行为表现差别②;2011 年,Xie Bo 通过实验研究老年人在网络上查询健康信息的行为,包括检索式构造、检索策略选择和检索结果评价等③。

这一阶段的研究大多是基于计算机/网络的老年人信息行为探究,包括在日常生活、特定检索任务和健康医疗情境下老年人的信息查询行为,如信息需求、信息源的选择、信息检索行为,对老年人认知能力、知识、情感态度等影响因素进行更微观的研究。

1.3.2 老年人信息需求研究

老年人群体信息需求的倾向不同于其他年龄群体。澳大利亚 Williamson Kristy 通过对 74~85 岁的退休老年女性的日常信息调查分析,总结老年人最关注的四类信息主题:健康、收入财政、娱乐、政府信息④;冰岛 Palsdottir A.研究居住家中尚有生活能力的老年人日常最关注的四大信息:政府机构政策信息、健康信息、财政信息、家庭和朋友信息⑤;芬兰 Raimonemelä 等通过记录 319 位老年人利用信息的行为,总结老年人日常生活中的四类情境需求:家务活动、健康生

---

① Sharit J. et al. Investigating the Roles of Knowledge and Cognitive Abilities in Older Adult Information Seeking on the Web [J]. ACM Transactions on Computer-Human Interaction,2008,15(1): 1-25.

② Vicki L.Hanson.Influencing Technology Adoption by Older Adults [J]. Interacting with Computers,2010,(22): 502-509.

③ Man Huang, Derek Hansen, Xie B.Older Adults' Online Health Information Seeking Behavior [R]. iConference 2012, February 7-10, 2012, Toronto, on Canada.

④ Williamson K. Discovered by Chance: The Role of Incidental Learning Acquisition in an Ecological Model of Information Use [J].Library & Information Science Research,1998, (20):23-40.

⑤ Palsdottir A. Elderly Peoples' Information Behaviour: Accepting Support from Relative[J].LIBRI,2012,62(2): 135-144.

活、认知任务、人际互动①。可以看出,老年人在日常生活中最为关注健康类和财政类信息,其次还有社交、娱乐等信息,这些符合需求层次理论。

1.3.3　老年人信息源研究

研究发现老年人获取信息的来源有:家庭成员、报纸、朋友、电视、印刷型信息、收音机、网络,可归纳为两类:第一类,社交网络信息源,如亲人朋友;第二类信息系统信息源,如大众媒体、印刷信息和以计算机网络为媒介等信息。老年人根据不同的信息需求倾向于使用不同的信息源,各有优势和限制因素。亲人朋友是老年人最倾向于获取信息的渠道。Paul Curzon 认为,人际间的沟通比单向信息源更丰富,老年人相对于网络更相信亲人朋友提供的信息,社会交往更重要的是增加社会包容感、满足感并减轻孤独感②;Palsdottir A.认为老年人的信息行为得到他们亲属的重要支持,协助他们实现日常生活活动的连续性③。限制老年人使用社交网络信息源的因素主要有:身体机能减退和隐私性因素等。

计算机网络是老年人获取信息越来越多利用的渠道。2012 年 4 月美国 PEW 统计中心调查得出,美国 65 岁以上老年人有超过 53%利用网络或邮件④。计算机网络已经是老年人的重要信息源,研究还表明通过利用计算机网络等技术和工具,能够提高老年人的信息素养、态度、技能等。Bob Lee 把老年人使用计算机网络等技术的障碍总结为四个维度:①内省因素,主要是个人态度、情感因素;②功能

① Raimonemelä, et al. Enactment and Use of Information and the Media among Older Adults[J]. Library & Information Science Research, 2012, 34(3): 212-219.

② Paul Curzon, et al. Successful Strategies of Older People for Finding Information [J]. Interacting with Computers, 2005, 17(6): 660-671.

③ Palsdottir A. Elderly Peoples' Information Behaviour: Accepting Support from Relative[J]. LIBRI, 2012, 62(2): 135-144.

④ Kathryn Zickuhr, Mary Madden. Older Adults and Internet Use [EB/OL]. [2013-10-05]. http://www.pewinternet.org/2012/06/06/older-adults-and-internet-use/.

因素，主要指记忆减退、分析能力下降等身体因素；③结构因素，主要指缺乏时间、金钱和外部支持；④人际间因素，指人际间教学、互动①。

1.3.4 老年人信息查询行为特点研究

(1)检索策略使用

检索策略包括检索词选择、检索式形成、检索方法使用等。老年人选择检索策略与认知能力、知识经验和检索任务有关，与其他年龄群体相比有自己的特点。Aideen J. Stronge 通过实验总结老年人常用检索策略：关键词检索、系统工具检索、混合检索、URL 检索，对检索策略选择有偏好性、有效性和认识局限性等因素②；而 Jessie Chin 等通过实验研究发现，在定义不明确的任务中老年人通过采用自上而下的知识驱动策略完成检索任务，在定义明确任务中，采用自底向上的接口驱动检索策略更有效找到目标信息等③。研究显示，老年人在构造一个检索式的时候感觉到困难，会出现词汇不匹配、描述不匹配等错误，但他们会根据任务和自身经验选择合适检索策略。

(2)检索行为特点

老年人检索过程中一些行为变量，如扩展度、处理时间、理解时间、链接选择、网页浏览行为以及完成任务的正确度是狭义检索行为研究对象。Peter G. Fairweather 认为对同样的任务老年人较之年轻人倾向于缓慢地浏览网页，多次重复地访问一个网页，花费更多的时间选择目标链接，老年人喜欢用网页链接，因为链接比搜索引擎更明

---

① Bob Lee, et al. Age Differences in Constraints Encountered by Seniors in Their Use of Computers and the Internet [J].Computers in Human Behavior, 2011, (27): 1231-1237.

② Aideen J. Stronge, et al. Web-Based Information Search and Retrieval: Effects of Strategy Use and Age on Search Success [J]. Human Factors, 2006, 48 (3): 434-446.

③ Jessie Chin. Adaptive Information Search: Age-Dependent Interactions between Cognitive Profiles and Strategies [J]. Designing for Senior Citizens, 2009, (8): 1683-1782.

显、简单①;Vicki L.Hanson 等实验研究也表明老年人比年轻人要浏览更多的网页②;Joseph Sharit 认为对于复杂的检索任务和简单的检索任务,老年人在复杂和简单任务中表现差别较小③。研究显示,由于老年人各项功能减退,其检索表现较差,其检索行为很大程度依赖于已有的知识、检索策略和信息检索任务的类型。

(3)检索结果评价

检索结果评价是一个决策的过程,信息查询者决定是接受检索结果还是继续查询更多的结果。Xie Bo 认为由于检索结果通常会有广告,实验显示老年人有 20%点击广告,而广告常会把检索者引导向无关的信息④;Vera Liao Q. 通过实验表明老年人对网络健康信息的可信性比较不敏感,不易受到内容评论影响⑤。可以看出,由于对网络经验知识的缺乏,老年人对信息检索结果评价能力差,这方面相关研究少。

1.3.5　老年人信息查询行为影响因素研究

结合相关研究的内容,可以把影响老年人信息行为的因素归纳为两个方面:个人因素和社会因素。

(1)个人因素

它主要有:①人口学变量,包括年龄、性别、种族、居住状况、健康

---

① Peter G. Fairweather. How Older and Younger Adults Differ in Their Approach to Problem Solving on a Complex Website [R]. ASSETS,2008.

② Vicki L.Hanson.Influencing Technology Adoption by Older Adults [J]. Interacting with Computers,2010,(22): 502-509.

③ Sharit J. et al. Investigating the Roles of Knowledge and Cognitive Abilities in Older Adult Information Seeking on the Web [J]. ACM Transactions on Computer-Human Interaction,2008,15(1): 1-25.

④ Xie B.,Bugg J.M. Public Library Computer Training for Older Adults to Access High-quality Internet Health Information [J]. Library & Information Science Research, 2009,31(3): 155-162.

⑤ Vera Liao Q., Wai-Tat Fu. Age Differences in Credibility Judgment of Online Health [R]. January 28-30, 2012, Miami, Florida, USA. ACM 978-1-4503-0781-9/12/01.

状况等;②社会经济学因素,包括收入、受教育程度;③情感态度因素,包括自我效能感、不安、信心、兴趣、孤独感等;④心理因素:知识、经验和认知能力。

(2)社会因素

它主要有:①社会支持;②人际交往,相关研究发现对老年人进行教育培训、积极参与社交网络等对老年人的信息行为都有积极的影响。

研究表明,认知和知识是影响信息行为最为复杂和广泛的因素,也是研究人员最为关注的两个因素,老年人的信息行为的每一个过程都依赖于他们已有的知识结构和认知能力。

Sutcliffe 和 Ennis 把检索者的知识分为四种类型:专业领域知识、设备知识(浏览、查询和评估结果相关知识)、信息资源知识(检索数据库的知识)、信息检索知识(检索策略知识)①;Richard A. Sit 研究老年用户在检索图书馆联机目录时,认为老年人在概念知识、语义知识和执行查询中的技术知识这三个方面都严重缺乏,且概念知识最为严重,如要组织检索式、理解应用关键词和布尔逻辑检索等,知识缺乏容易引起检索错误②;Aideen J. Stronge 表明当老年人查询信息有困难的时候,具备领域知识和网络检索策略知识就可以选择更加有效的关键词和检索策略检索,完成检索任务③。

认知能力包括语言、推理、记忆和学习、视觉感知、听觉接收、理念生产、认知速度、知识、精神运动等多个领域。年龄有关的认知衰退是一种公认的现象,始于成年时期,通常随着年龄的增长而加速。认知是影响老年人的最重要因素,是因为其他的因素都可以通过培训教育获得,而认知能力则不行。Katherine V. Wild 研究证明正常

① Sutcliffe A.G., Ennis M. Towards a Cognitive Theory of IR[J]. Interacting with Computers, 1998,(10):332-351.

② Richard A. Sit. Online Library Catalog Search Performance by Older Adult Users [J]. Library & Information Science Research,1998, 20(2):115-131.

③ Aideen J. Stronge, et al. Web-Based Information Search and Retrieval: Effects of Strategy Use and Age on Search Success [J]. Human Factors,2006,48(3): 434-446.

认知老年人比有轻度认知障碍老年人能从计算机培训得到更大的提升如自我效能感①;Sharit Joseph 认为口头表达能力、记忆广度、注意/浓度、知觉速度在信息检索行为中有重要作用,并得出推理能力、工作记忆和认知速度对整体检索表现都有影响,推理能力对简单问题影响大,工作记忆对复杂问题影响大,认知速度更是影响整体检索行为的重要能力②。

1.4 网络健康信息查询行为研究

1.4.1 网络健康信息查询行为影响因素研究

影响网络健康信息查询行为的因素研究一直都是网络健康信息查询行为研究的重要组成部分。在对相关研究内容总结的基础上,将影响网络健康信息查询行为因素归纳为两个方面:个人因素和社会因素。

个人因素主要包括个人基本人口学特征(如性别、年龄、种族等)、社会经济学特征(如受教育程度、收入等)、情感态度因素和心理因素(信息素养能力等)。社会因素则包括网络健康信息质量、人际交往(患者的人际关系、医患关系等)、社会支持等。以下做具体描述。

(1)人口学特征

年龄方面,研究表明:网络可以改变部分老年人对医疗专业人士的依赖,开辟了一条获取健康信息支持的新渠道。越来越多的老年人倾向于通过网络查询健康信息,具体体现在:老年人的健康意识比其他人强,他们关注疾病信息、医药信息、营养膳食信息等,健康信息

① Katherine V. Wild, et al. Computer-related Self-efficacy and Anxiety in Older Adults with and without Mild Cognitive Impairment [J]. Alzheimer's & Dementia, 2012, 8(6): 544-552.

② Sharit J. et al. Investigating the Roles of Knowledge and Cognitive Abilities in Older Adult Information Seeking on the Web [J]. ACM Transactions on Computer-Human Interaction, 2008, 15(1): 1-25.

的有效搜索行为有助于提高健康指数,并帮助个体层面应对愈发严重的老龄化问题[①];对青少年而言,网络已经成为获取医疗信息的主要来源。2006 年,为了解英国和美国青少年使用网络获取健康或医学信息的认知和经验,Nicola J. Graya 等学者对 157 名来自美国和英国的年龄为 11~19 岁的未成年人进行了相关调查。结果发现,在未成年人获取的健康信息渠道中,虽然网络不可能代替同伴和成人等学者际渠道,但网络却是这些未成年人首选的健康信息渠道,它在青少年的健康信息渠道中扮演了非常重要的作用[②]。也有学者认为随着越来越多的老年人通过网络获取健康信息,年龄未必仍是影响网络健康信息查询行为的人口学因素[③]。

性别方面,韩国学者的一项研究发现女性是韩国健康信息查询的主体,其健康信息查询较之男性更积极主动,导致这一结果的原因可能是妇女在韩国社会家庭中的传统地位。女性相比男性不仅更注重健康信息查询,并且对健康信息的关注面更广泛[④]。2011 年,张洪武等选取 17 个健康主题的关键词,利用百度指数分析重庆用户特点及其对关键词的关注度,通过网络用户信息查询行为分析发现男性比女性更关注或者更愿意在网上查找健康管理、体检、癌症(肿瘤)、职业病、生殖健康、妇幼保健和慢性病等健康主题的相关知识[⑤]。

---

① Manafo E.H.,Wong S. Exploring Older Adults' Health Information Seeking Behaviors [J].Journal of Nutrition Education and Behavior,2012,44(1): 85-89.

② Nicola J. Graya, Jonathan D. Klein, Peter R. Noyce,et,al.Health Information-seeking Behaviour in Adolescence: The Place of the Internet [J]. Soc. Sci. Med. 2005,60(7):1467-1478.

③ Cotten S.,Gupta S. Characteristics of Online and Offline Health Information Seekers and Factors that Discriminate Between Them[J].Social Science & Medicine, 2004,(59):1795-1806.

④ Yun E. K.,Park H. A. Consumers' Disease Information-seeking Behaviour on the Internet in Korea[J]. Journal of Clinical Nursing,2010,9(19/20): 2860-2868.

⑤ 张洪武.基于网络用户搜索行为的健康信息需求分析 [J].医学信息学杂志,2011,32(5).

健康状况方面，Bundorf 等学者表明，相对于较健康人群，慢性病患者更有可能获取电子健康信息；未入保险并患有慢性病者，比私人保险者更可能搜索健康信息。此外，到日常看病的保健所花较长时间的个人更可能通过网络进行健康沟通，有健康信息需要的人群和在获取医疗机构保健服务方面存在重要障碍的人群更可能会通过网络获取相关的健康信息①。

(2)社会经济学特征

受教育程度、经济收入等都是影响用户信息查询的重要因素。2007 年，Stephen A.利用美国健康信息国家趋势调查数据统计分析发现，年轻、受教育水平和收入较高的人群更可能通过网络查询健康信息②。在韩裔美国人中，受教育程度、收入高的用户更喜欢从网络获取健康信息，并能更好地查询和利用高质量的健康信息。但医生或医学专业人士是韩裔美国人认为最可信的信息来源③。

2013 年，王锰在前人研究成果的基础上，运用问卷调查法、SPSS 分析法和结构方程模型进行实证研究。研究发现，学历和收入与网络健康信息获取行为关系很密切；在现实生活中健康信息需求满意度越低，网民通过网络获取健康信息的行为就越积极；同时网络信息需求得到满足，网络互动越频繁，风险感知越高，网民会更加积极的获取信息④。

其他因素，白人年轻女性比黑人年轻女性和西班牙裔年轻女性更多地使用网络获取健康信息，并更倾向于查询声誉和性传播疾病

---

① Bundorf M. K., Wagner T. H., Singer S. J. Who Searches the Internet for Health Information [J]. Health Services Research, 2006, 41(3): 819-836.

② Stephen A.Rains.Perceptions of Traditional Information Sources and Use of the World Wide Web to Seek Health Information: Findings from the Health Information National Trends Survey [J].Journal of Health Communication, 2007, 12(7): 667-680.

③ Oh K. M., Kreps G. L., Jun J., et a1. Examining the Health Information—Seeking Behaviors of Korean Americans [J].Journal of Health Communication, 2012, 17(7): 779-801.

④ 王锰.美国网络健康信息用户获取行为的影响因素研究 [J].信息资源管理学报, 2013.

方面的信息[①]。城市和郊区的用户比乡村的居民更倾向于以互联网为查询健康信息的来源[②]。

(3)情感态度因素

情感态度因素方面以用户信息需求的满足和对网络健康信息的信任度为例。通常认为,个体的健康信息查询行为是在健康信息需求的刺激下产生的,个体对健康信息需求的强烈程度在很大程度上决定了健康信息查询行为发生的可能性。因而网络健康信息越能满足人们的需求,人们对其信任度越高,投入更多的时间和精力使用网络查询健康信息。Nan Xiao 等人的调查显示:网络的易接近性、对网络健康信息的信任程度和调查对象的上网频率以及对网络健康信息的使用呈正相关关系。

对网络健康信息的信任可由用户的个性、个人医学知识、过去的经历和整个社会规则等方面决定。因为互联网的开放与自由造成了网络信息发布的无序状态,而健康信息对于可靠性、准确性的要求比一般的通用信息资源要高,因此互联网健康信息的评价与信任也成为重要研究议题。随着大量健康传播运动用于促进健康,传播者对健康信息的高度信任将使健康运动更易成功,从而对健康观念和行为有正面影响。研究结果显示用户对网络健康信息越信任,他们越觉得这些信息有用,因而也会投入更多的时间和精力在网上寻找健康信息,并更可能使用不同类型的网络健康信息。对网上健康信息的信任将提高用户从信任网站寻求健康信息的可能性,并采取在线广告中所倡导的健康行为[③]。

---

① Llz T. H. ,Berenson A. B. Racial and Ethnic Disparities in Internet Use for Seeking Health Information among Young Women [J].Journal of Health Communication,2013,18(2):250-260.

② Herulington A. The Rural Digital Divide: Exploring Differences in the Health Information Seeking Behaviors of Internet Users [J].Franklin Business & Law Journal,2011,(2):65-67.

③ Ye Y. A Path Analysis on Correlates of Consumer Trust in Online Health Information:Evidence from the Health Information National Trends Survey [J].Journal of Health Communication,2010,1(5):200-215.

(4)心理因素

心理因素包括用户的健康信息知识、信息查询经验、认知能力等。用户的网络信息素养能力包括医学知识、信息检索和整合能力、人际沟通技能等能力,其能力的高低会影响其对信息的获取或利用①,即用户的网络信息素养能力越高,则越倾向于通过网络获取和利用健康信息。Mehret 等调查发现:大部分健康相关网站需要较高水平阅读能力,信息素养较高的人群容易获取健康信息,但在一定程度上这阻碍了信息素养较低的人群对信息的获取及评估②。

2008 年,Alla 邀请了 20 名成年人参与一项情景实验,该研究首先假设实验参与者的家人患有心绞痛疾病,然后让他们在 MedlinePlus 消费者健康信息门户网站上查询上述情景中描述的问题,并记录自己查询相关健康信息的详细过程。Alla 通过语义分析法发现,错误或不准确的医学专业知识将导致个人查询的健康网站信息不太相关③。健康素养在提高患者理解和使用信息的能力方面发挥了重要的作用。

此外,Shelia 的研究证明认知与心理障碍影响公众或患者的网络健康信息获取与运用能力。Raleigh 研究表示癌症患者对健康信息以及参与医疗决策的期望程度能够影响其健康信息查询行为的强度④。

---

① Yun E. K., Park H. A. Consumers' Disease Information-seeking Behaviour on the Internet in Korea[J]. Journal of Clinical Nursing, 2010, 9(19/20): 2860-2868.

② Mehret S. Birru, Valerie M. Monaco, Lonelyss Charles, et.al. Internet Usage by Low-Literacy Adults Seeking Health Information: A Observational Analysis [J].J. Med. Internet Res. 2004, 6(3).

③ Alla Keselman, Allen C.Browne, David R.Kaufman.Consumer Health Information Seeking as Hypothesis Testing [J].Journal of the American Medical Informatics Association, 2008, 15(4):484-495.

④ Shelia R.Cotten, Sipi S.Gupta.Characteristics of Online and Offline Health Information Seekers and Factors that Discriminate between Them [J].Social Science & Medicine, 2004, 59(9):1795-1806.

(5)网络健康信息质量

网站信息质量是影响用户获取健康信息的重要因素之一。网站信息质量主要是指网站信息的真实性和可靠性,网站信息的质量越高,则用户越倾向于通过该网站获取健康信息;反之,则越少用户通过该网站获取健康信息。用户在利用网络查询健康信息时,主要是来源于普通网友或网上专业医疗卫生人员,因而对这些健康信息质量的评价也会影响他人健康信息查询行为,由权威机构对这些健康信息进行认证与评价也变得至关重要。因此,关于网络健康信息质量的评价也是相关领域、学者研究的热点之一。

2002年,美国医学会(American Medical Association,AMA)发表了网络医学和健康信息指南。该指南可适用于所有AMA网页,以帮助医生和其他公众或患者寻找高质量健康信息提供帮助,同时为健康信息网站创建者提供了必要的参考依据①。

美国卫生医疗水平鉴定委员会(URAC)开发了一个对医学网站进行认证的程序,只有通过程序认证的医学网站才会获得URAC的标志,并且网站管理者要把该标志放到网站上②。MedcIRCLE(由欧盟资助的对网络医疗健康进行评估的合作计划)采用先进技术引导用户过滤和选择高质量的网络健康信息。

(6)医患关系

2010年,Daniel运用焦点小组法对46名诊断为糖尿病的成年人进行相关采访。他发现,患者的人际关系能够帮助他们理解和使用糖尿病健康信息,并且需要和医生建立良好的关系以处理复杂的和有时冲突的健康信息。有研究表明,当个体认为目前的医患交流不是以患者为中心时,这种不满态度容易导致他们利用网络寻找健康的生活方式、在线医护人员和健康信息③。

---

① Winker M., Flanagin, A., Chi-Lum B., et al. Guidelines for Medical and Health Information Sites on the Internet: Principles Governing AMA Web Sites [J]. Journal of the American Medical Association, 2000, 283(12): 1600-1606.

② URAC Progressing with Web Site Accreditation [J]. Hospital Peer Review, 2001, 26(5): 67-68.

③ Hou J., Shim M. The Role of Provider-Patient Communication and Trust in Online Sources in Internet Use for Health-related Activities [J]. Journal of Health Communication, 2010, 1(5): 186-199.

(7)社会支持

社会支持的研究起源于 20 世纪 60 年代的精神病学的研究,此时社会支持是作为个体从他人或社会关系网络中获得的一般特定的支持性资源,这种资源可以帮助个体应付工作生活中的问题和危机。2014 年,周晓英等采用案例分析和半结构化访谈法研究大学生网络健康信息查询行为,提出了大学生网络健康信息查询行为的三种行为模式,即偶遇获取型、问题解答型、长期关注型。通过调查得知 30 名受访大学生中 38.89%会在遇到健康问题时,第一反应是上网查询相关内容;27.78%的大学生用户会选择询问家人或朋友,在询问家人或朋友的用户中有 60%是因为家中或亲密朋友中有在医疗机构工作的人员,其余部分用户通过调查得知父母受教育水平较高,可以帮助用户解决基本健康问题。说明用户的社会支持情况影响着用户的搜寻行为模式,这与对家人或朋友的信任度有着紧密关联,网络的虚拟性和信息质量的不可控性导致用户在网络进行网络搜寻之后,仍然会选择询问家人或朋友①。

1.4.2　网络健康信息查询模型研究

以上为网络健康信息查询相关实践研究,在理论方面,本节主要介绍网络健康信息查询模型。国外众多学者从不同学科角度出发,对网络健康信息查询行为基础理论进行研究分析,并在此基础上建立模型框架。本书根据各个理论模型的研究侧重点不同,划归为网络健康信息查询动机、网络健康信息查询过程、网络健康信息查询行为影响因素三种类型。以下做简要描述。

1.4.2.1　侧重于网络健康信息查询动机

(1)健康信息网站使用模型

1982 年,Palmgreen 与 Rayburn 研发使用与满足感理论,该理论认为行为的满意度以及态度起到了信念构建与评价的功能。该研究中的信念包括行为信念与控制信念两种类型,行为信念是指行为将

① 周晓英,蔡文娟.大学生网络健康信息搜寻行为模式及影响因素[J].情报资料工作,2014(6).

会产生期望的结果,控制信念是指促进或者阻碍行为发生的因素的感知。此外,许多研究人员发现"过去经历"(past experience)这一变量对网络健康信息查询行为有较强的预测能力,Yoo 和 Robbins 于 2008 年发表的 *Understanding Middle-aged Women's Health Information Seeking on the Web: A Theoretical Approach* 一文在使用与满足理论和计划理论的基础上,将该变量引入其实证研究模型,如图 1-1 所示,并通过验证,发现除了"需求满足""行为态度""感知行为控制"对健康信息网站使用行为起到了决定性作用,"过去经历"确实可能会影响个体未来的网络健康信息查询行为是积极还是消极的。

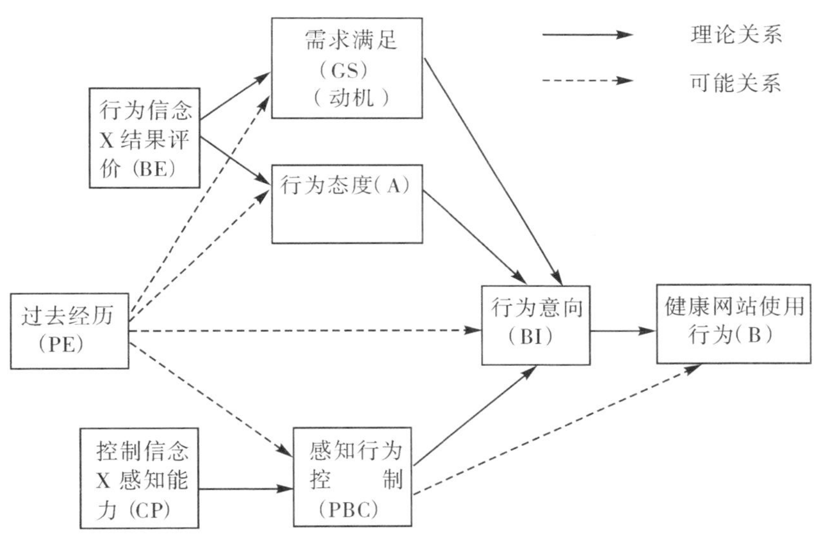

图 1-1　健康信息网站使用模型

(2)网络疾病信息查询行为模型

Davis 于 1989 年研发了技术接受模型,该模型是预测个体是否接受新技术的最常用模型之一。该模型认为个人使用信息系统的动机能够通过公众对该系统的感知易用性和感知有用性两个指标所预测,意图和行为之间存在非常高的关联性。该模型应用于相对比较复杂的健康信息查询行为中,则显示出它的局限性,其中主要就是仅仅关注感知的有用性和感知的易用性方面,没有考虑用户自身的健康风险感知程度等相关因素。因此,Yun 和 Park 2010 年在其发表的 *Seeking Disease Information Online in South Korea* 一文中,在技术接受模型基础上,引入感知信息的可信度、感知的健康风险和健康意识等概念以拓宽该模型,构建了关于受访者网络疾病信息查询行为的模型框架,如图 1-2 所示。并得出结论:对于网络健康信息查询行为而言,健康意识和健康风险是感知有用性、态度及行为意向的重要预测因子。影响用户态度和行为意向的关键性因素是感知信息的可信度,感知有用性对其产生积极作用。最强大联系在于网络健康信息使用效果和感知易用性之间,以及网络健康信息使用效果和感知信息的可信度之间。

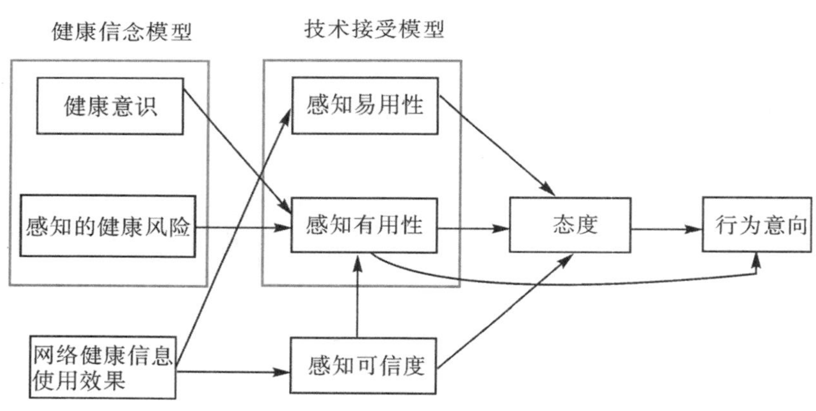

图 1-2　网络疾病信息查询行为模型

1.4.2.2　侧重于网络健康信息查询过程

1989 年 Freimuth 研发了健康信息获取模型(HIAM),该模型详细描述了个人健康信息查询行为过程。该模型认为个人健康信息查询过程主要分为以下六步:查询过程的激发;信息查询的紧迫性判断;成本效益分析;选择合适的信息渠道;评价检索信息;继续或终止信息查询。在这个过程中,信息查询者的查询行为受信息的可获取性、检索或运用信息技能、心理障碍、个人对资源的偏好、信息查询成本等多种因素的影响,该模型详细描述了个人获取健康信息的认知

思维过程,但由于可操作性不强,该模型在实证研究中并没有被广泛运用。

1.4.2.3 侧重于网络健康信息查询行为影响因素

(1)网络健康信息查询行为通用模型

1997 年,为研究癌症信息查询者信息渠道的选择倾向,Johnson 等学者共同研发了信息查询行为通用模型(Comprehensive Model of Information Seeking,CMIS),如图 1-3 所示。这是学术界迄今为止最有影响力的健康信息查询行为模型之一。该模型认为患者信息查询行为受背景因素(人口学特征和直接经验)、个人相关因素(对某一主题信息的知觉显著性和既有信念)以及对信息媒介(信息渠道)相关特征的感知程度三个方面的影响。人们首要选择最为便捷的信息渠道,感知上的渠道可获取性甚至比该渠道提供的信息质量更为重要。虽然该模型反映了个体查询健康信息的一般过程,但是没有考虑特定情境对个人的健康信息查询行为的影响。

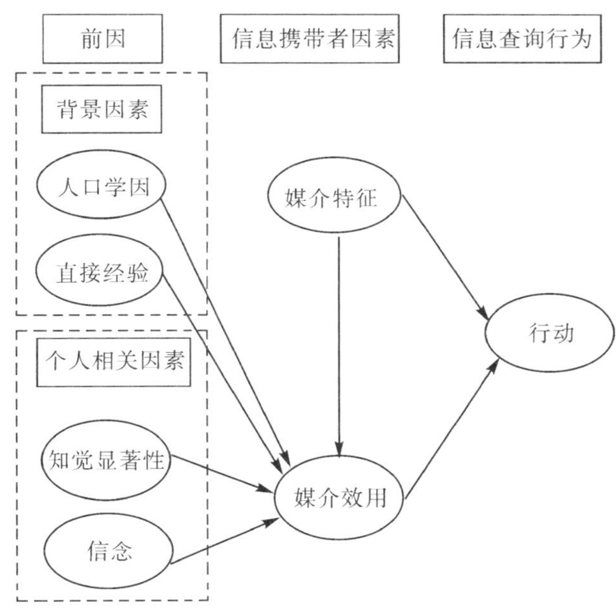

图 1-3 网络健康信息查询行为通用模型

（2）Marton 网络健康信息查询行为框架

2011 年，为研究妇女网络健康信息查询行为的影响因素，Marton 在 Johnson 模型的基础上构建了网页信息查询行为理论框架，如图 1-4 所示。该模型认为个人特质与情景因素、感知的网络渠道特征以及社会人口学特征是影响妇女网络健康信息查询行为频率的三大主要因素。其中，个人特质主要包括在查询网络健康信息之前妇女对自己以及被照顾者的健康状况的不确定性感知程度以及网络自主效能感（Web self-efficacy），情景因素主要考虑了妇女在家庭生活中所承担家庭保健者的角色；感知的网络渠道特征主要包括感知的网络渠道的可获取性和渠道所承载的信息质量两个方面，其中，感知的渠道的可获取性主要包括生理可能性（physical access）以及认知可能性（cognitive access）两个方面，而感知的渠道的信息质量主要包括对该渠道信息的相关性感知和可靠性感知两个方面。第三组自变量包括社会人口学特征，如年龄、种族、职业、家庭收入状况、受教育水平、婚姻状况、母语以及获取信息的地点，因变量中的健康网络被 Marton 分为内容型健康网站、告示牌/新闻组网站以及聊天室网站三种类型。

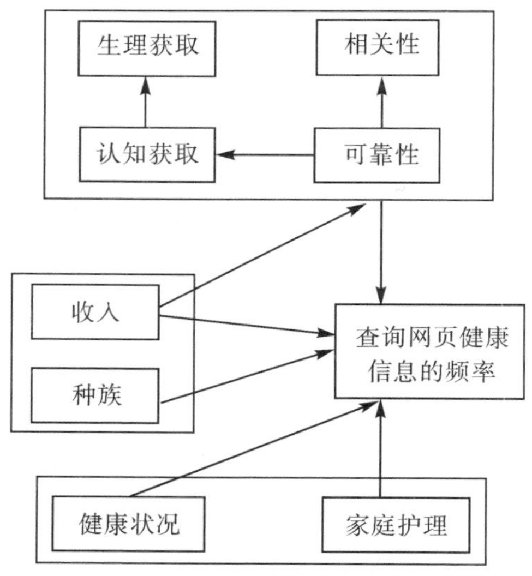

图 1-4　Marton 网络健康信息查询行为框架

Marton 通过路径分析法发现,感知的渠道可靠性与网络健康信息查询的频率存在重要的关系。感知的渠道可靠性与感知的渠道相关性、感知的可获取性(包括认知可获取性和生理可获取性)之间,感知的认知可获取性与感知的生理可获取性之间,个人健康状况的严重程度与内容型健康网站、家庭护理角色与查询之间,上述三种类型的健康网站的频率之间有重要关系,种族与对聊天室、新闻组、内容网站类型健康信息的感知的可靠性有重要关系,收入水平与三个层面的使用率均有影响,职业类型仅对内容型健康网站有影响。尽管该模型有较好的预测能力,但由于个人的健康信息需求是在不断变化的,因而不能准确测量个人的健康信息需求程度,因此也就不能准确反映查询者的网络健康信息查询行为特点和规律①。

(3)网络健康信息获取行为概念模型

2013 年,Tabassum 等以美国大型调查问卷数据为信息源,以前人研究成果为基础建立一个概念模型,如图 1-5 所示,并以 SPSS 和结构方程模型为工具进行实证研究,探索影响网民健康信息获取行为的因素。其中,健康相关因素包括人口统计特征、直接经历、重要性(如健康状况)和信念(如对成功搜寻和传播健康信息能力的认知)四个组成部分。研究发现,在网络健康信息获取行为上,男性比女性更有可能使用互联网健康信息资源。网民年龄差异也很突出,尤其是女性网民,年龄越大,通过网络获取健康信息就越积极。学历越高,信息需求越高,越会积极地获取信息。现实社会支持度和年龄呈正相关关系②。

以上学者们从心理学、传播学、信息科学等多角度研究了健康信息查询行为的理论基础,建立了在网络环境下,分别以健康信息查询动机、查询过程、影响因素等为研究重点的理论模型。虽然各种健康

---

① Christine Marton. A Review of Theoretical Models of Health Information Seeking on the Web [EB/OL]. http://choo. ischool. utoronto. ca/FIS/ResPub/JDOC2011.pdf.

② Llz T. H. ,Berenson A. B. Racial and Ethnic Disparities in Internet Use for Seeking Health Information among Young Women [J].Journal of Health Communication,2013,18(2):250-260.

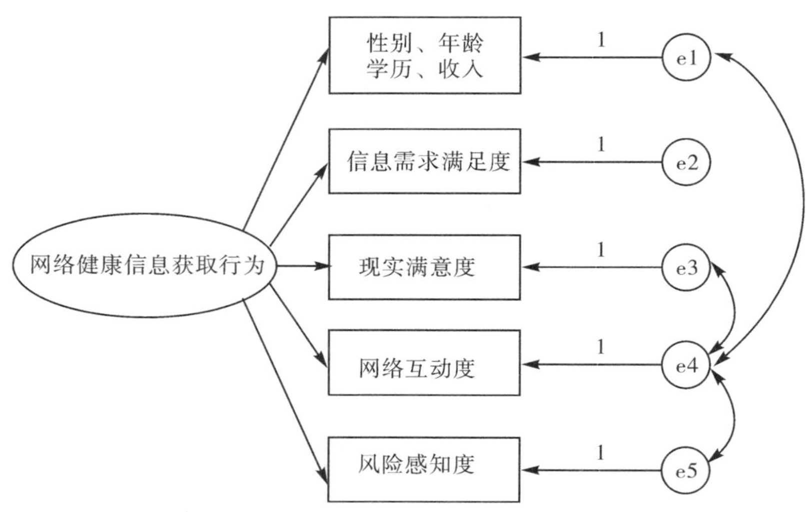

图 1-5　网络健康信息获取行为概念模型

信息查询行为模型都存在一定的局限性或不足,但是为后来者研究健康信息查询行为理论奠定了坚实的基础。本书在借鉴国外网络健康信息查询行为模型的基础上,以老年人健康信息检索行为实验、访谈和问卷调查分析结果为根本,建立了针对我国老年人网络健康信息查询行为特征的模型。

1.5　国内外研究趋势

根据检索得到网络健康信息查询行为研究的相关文献分析,国外学者对于网络健康信息查询行为研究非常重视,其相关理论和实践研究已经趋于成熟。就研究对象而言,多以公众、患者和医疗卫生的专业人员为研究对象,且选择慎重,多为国家重大项目的调查对象的部分成员,具有全国代表性。对于研究内容,除了网络健康信息查询行为的概念、理论、模型研究,还包括对网络健康信息需求和查询动机、网络健康信息查询的影响因素、网络健康信息查询的渠道选择和利用、网络健康信息质量与评价等方面的研究。

近几年,国外对网络健康信息查询研究趋势如下:

(1)网络健康信息查询影响因素研究是重要组成部分

网络健康信息查询行为影响因素是国外学者研究的重点之一。个人特征如年龄性别、身体健康状况、受教育程度等,和社会因素如社会支持网络、网络健康信息质量等都对用户网络健康信息查询行为有着不同程度的影响,显示出用户在利用网络查询健康信息的差异,包括用户信息需求层次的差别,查询结果是否满足其需求,以及用户后续的网络健康信息利用情况等。因此,国外很多学者对网络健康信息查询行为的影响因素进行研究。

(2)网络健康信息查询渠道研究增强,如社交媒体和智能设备

研究者对网络健康信息查询渠道的研究,包括传统健康信息查询渠道如医疗人员、电视、期刊图书等与网络查询渠道对比;网络途径包括浏览健康网页、在线咨询医生等。随着社交媒体的兴起和智能设备的普及使用,研究者开始关注社交媒体或虚拟社区中以及智能设备应用下用户健康信息查询行为。

(3)关于特定疾病的网络健康信息查询行为得到重视

国外学者们逐渐重视关于特定疾病的网络健康信息查询行为的研究,比如疾病患者逐年增加,越来越普遍的癌症、糖尿病等相关信息查询行为,还有研究员对慢性疼痛、癫痫病、精神病等特定疾病患者的网络健康信息查询行为进行了研究①。

(4)按人口特征划分人群,分别研究

人口特征是网络健康信息查询行为的重要影响因素,国外按性别、年龄、种族、地理区域、健康状况等,分别对不同人群进行深入调查研究,从而发现不同人群的网络健康信息查询行为特征及其影响因素等。其中老年人网络健康信息查询行为研究是趋势之一。

而国内网络健康信息查询行为研究,其趋势特点:①就研究对象而言,医学类专业用户为研究对象的占多数,以公众及患者为研究对象的较少,并受访者均是某地区或某医疗机构人群,地域特征显著,

① Tomas B. Corcoran. A Survey of Patients' Use of the Internat for Chronic Pain-Related Information[J].Pain Medicine,2010,11(4):512-517.

缺乏总体代表性。②就研究内容而言,主要集中在对公众健康信息获取现状的研究、网络健康信息质量评价[①]、国外健康信息查询行为研究成果分析总结等方面,关于公众或患者的健信息查询行为的理论和实践研究很少,但近几年,相关研究陆续出现,包括对高校教师、大学生、青少年、老年人等特定人群的健康信息查询行为研究。

此外,老年人网络健康信息查询行为研究是研究趋势之一。国外研究者早在 1985 年就开始关注这方面的研究,经历了从老年人宏观信息世界研究,如老年人日常生活、健康医疗,到计算机/网络环境下老年人信息行为研究,如老年人的信息需求、信息渠道、行为影响因素和信息查询行为两个阶段;研究趋势上体现了宏观视角到微观视角的转变;采用定量和定性的方法,主要以案例研究、现场实验、长期跟踪的研究策略为主线,结合数据收集方法,如观察法、访谈法、调查法、出声思考、网页日志等;运用数据分析法如内容分析法和描述性统计分析法进行归纳分析。其相关理论和实践研究都比较丰富。与国外相比,国内对老年人网络健康信息查询行为的研究开始较晚,近几年才出现针对老年人群体的相关研究,较早的是 2008 年,韩妹[②]的《中老年人对网络健康信息的使用与满足研究》针对网络健康信息,运用使用与满足理论,以会使用网络的中老年人为研究对象,分析了中老年人使用网络健康信息的状况以及获得的满足。但研究对象范围扩展到中老年,不能凸显老年人网络健康信息使用等几个因素之间的相关关系。此外该研究局限于使用和满足理论,只分析了网络健康信息的使用行为、使用动机和满足程度三者之间的关系,没有考虑其他影响因素。

2010 年,郑钊权[③]的《老年人的网络健康信息需求研究》分析了老年人通过网络获取健康信息的特点及其影响因素。但该研究仅在

---

① 面向公众的网络医疗健康信息质量评价[J].中国卫生信息管理杂志,2014,(1):38-42.

② 韩妹.中老年人对网络健康信息的使用与满足研究[D].北京:中国传媒大学,2014.

③ 郑钊权.老年人的网络健康信息需求研究[J].内蒙古科技与经济,2010,(12):55-56.

网站、搜索引擎的网络健康信息质量等相关信息的总结上进行论述，缺乏实验数据等佐证。2013 年，师栋凯①等的《老年人卫生健康信息获取状况研究——以太钢退休职工为例》，通过问卷调查，分析了老年人关注卫生健康信息的特点、获取信息的渠道及获取过程中的问题，并提出相应的建议。但仅浅显地表述了老年人对卫生健康信息关注程度、频率、内容和获取渠道、类型和形式的倾向，缺乏老年人对网络健康信息获取行为的自我认知，没有深入分析影响老年人网络健康信息获取状况的因素。

以上学者们分别对老年人网络健康信息需求、获取情况、满意度等作了探讨，但都存在一定的局限性，没有一个综合性的、全面的研究，缺乏理论研究。而据中国社会科学院财政与贸易经济研究所 2010 年 9 月 10 日发布《中国财政政策报告 2010—2011》②称，到 2030 年，中国 65 岁以上人口占比将超过日本，成为全球人口老龄化程度最高的国家。随着我国人口老龄化的加速发展，老年人健康不容忽视。同时在互联网对人们日常生活的深度影响下，网络成为老年人获取健康信息的重要渠道之一。在这些背景下，老年人网络健康信息查询行为研究成为趋势。所以，本书在对国内外老年人网络健康信息查询行为相关研究文献的分析总结和老年人检索行为实验研究的基础上，通过问卷调查，对老年人人口特征，老年人健康信息查询动机需求、查询行为等进行相关性分析，描述三者之间的相互关系，总结出老年人健康信息查询行为特点及其影响因素，并在此基础上提出老年人网络健康信息查询行为模型，对老年人网络健康信息查询行为做出了全面的、综合性的、涵盖理论的研究。

---

① 师栋凯，何小峰，王风琴.老年人卫生健康信息获取状况研究——以太钢退休职工为例［J］. 晋图学刊，2013，(5).

② 社科院.2030 年中国将成为老龄化程度最高的国家［EB/OL］.［2010-11-04］.http://www. chinanews. com. cn/gn/2010/09—10/2526415. shtml.

第 2 章　老年人网络健康信息需求分析

近年来,国内外对于老年人的健康信息需求的研究逐渐增多,老年人的网络健康信息需求研究尚浅。我们全面地查询了国内外关于该方面的文献,从多个角度全面分析了老年人的网络健康信息需求。

2.1　老年人利用网络查询信息的现状

随着世界人口老龄化程度的不断加深和互联网影响的不断深入,越来越多的老年人倾向于通过电脑和网络获取新鲜信息,并使网络成为丰富自己退休生活的工具。总体而言,全世界的老年网民在不断增加,并呈现出良好的发展态势。

2.1.1　国外调查统计数据分析

美国皮尤研究中心 2012 年 6 月的数据显示,截至 2012 年 4 月,美国 65 岁及以上的老年人中 53%的老年人使用互联网或者邮件列表,其中 70%的老年人会在典型的一天使用互联网①。以上数据显示,美国老年人利用网络查询信息的行为较为普遍,互联网在美国老年人中普及程度很高。同时,根据该网站的“互联网和美国人生活

---

①　皮尤研究中心[EB/OL].http://www.pewinternet.org/2012/06/06/older-adults-and-internet-use/,2012.

 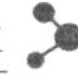

项目”,61%的美国成人网络使用者都在网上查询健康相关信息,其中60%的人认为这些信息影响了他们的健康管理决定①。2013年的“健康在线2013”报告中显示,35%的美国成年人通过网络查明自身的健康状况,其中一半的网民随后拜访医疗专家。这与一直以来美国人通过个人辨别自身的健康状况并决定是否就医大有不同,他们选择将网络获取健康信息列入个人的“健康工具箱”②。同时,2013年1月的“记录健康”显示,与年轻人相比,老年人更倾向于记录其体重、饮食或者锻炼等方面的信息:65岁及以上老年人占到71%,而18~29岁的年轻人则只占61%③。2014年3月发布的《新闻媒体状况(2014年版)》中显示,在50~64岁人群中,观看在线新闻视频的比例为27%;在65岁及以上人群中,这一比例为11%④。2014年4月3日发布的报告显示,美国65岁及以上的老年人上网的人占其该年龄段总人数的59%,与2013年同期相比增长7%⑤。

英国国家统计局于2014年5月在《互联网访问季度报告》中公布了一份数据:2014年第一季度,英国有640万成年人不曾使用互联网,这个数字相比2013年同期减少了65.9万人⑥。报告中还有数据显示,英国4 460万人在该年一季度使用了互联网,也就是87%的英国成年人在使用互联网,相比2013年同期多出110万人⑦。具体剖析不同的年龄层,16~24岁之间使用互联网的英国人占到该年

① 李凤萍.国外网络健康信息搜寻行为研究[J].2013年度中国健康传播大会优秀论文集,2013:81.

② 皮尤研究中心[EB/OL]. http://www. pewinternet. org/2013/01/15/health-online-2013/,2013.

③ 皮尤研究中心[EB/OL]. http://www. pewinternet. org/2013/01/15/health-online-2013/,2013.

④ 皮尤研究中心[EB/OL].http://www.pewresearch.org/2014/03/31/state-of-the-news-media-2014/,2014.

⑤ 皮尤研究中心[EB/OL].http://www.pewinternet.org,2014.

⑥ 英国国家英国国家统计局网站[EB/OL].http://www.ons.gov.uk/ons/rel/rdit2/internet-access-quarterly-update/q1-2014/index.html,2014.

⑦ 英国国家英国国家统计局网站[EB/OL].http://www.ons.gov.uk/ons/rel/rdit2/internet-access-quarterly-update/q1-2014/index.html,2014.

龄段英国人口的 99%,55~64 岁之间使用互联网的英国人占到该年龄段英国人口的 87. 5%,65~74 岁之间使用互联网的英国人占到该年龄段英国人口的 70. 6%,75 岁以上则占到 37. 1%①。由此可见,英国老年人中网络的普及率很高,老年人乐于通过网络获取日常所需的信息。

韩国的老年人使用互联网的比重在整体网民总数中占有重要地位。超过 77. 8%的韩国人使用互联网,大约 82%的韩国家庭拥有电脑,81. 6%的家庭拥有宽带。韩国 65 岁以上的老年人约占其人口总数的 11%,但实际上利用互联网查询健康信息的老年人仅为其老年人口的 1. 8%~28%,而 20~40 岁之间的韩国人中,有约 65. 5%的人通过互联网获取健康信息②。这说明,与年轻人相比韩国的老年人使用网络查询健康信息的意愿不足。

据日本电通综研调查,2012 年日本 60~70 岁人群中有近 60%会通过网络,利用信息搜索等服务,70~80 岁人群的网络利用比例为 23. 3%③。这些数据表明网络已经逐步向老年人口渗透,并且对老年人产生了深远的影响。2013 年《日本经济新闻社》实施的日本"第 2 次网络生活 1 万人调查"显示,积极利用互联网的日本老年人日渐增加,日本老年人已然成为其网购主力军④。由此可见,日本老年人网民规模占比较大,老年人利用网络查询和获取信息的状况较为乐观。

另外,根据美国本地搜索协会中发展分析部门发表的最新研究《本地移动趋势研究》结果显示,通过调查 1 058 个智能手机用户发现,69%的年长"婴儿潮"一代和老年人(54 岁以上的人)在商店里购

---

① 英国国家英国国家统计局网站[EB/OL].http://www.ons.gov.uk/ons/rel/rdit2/internet-access-quarterly-update/q1-2014/index.html,2014.

② Yong J. Yi, BesikiStvilia LorriMon. Cultural Influences on Seeking Quality Health Information: An Exploratory Study of the Korean Community[J]. Library & Information Science Research, 2012.

③ 日本通[EB/OL].http://www. 517japan.com/viewnews-52793.html,2012.

④ 中国新闻网[EB/OL]. http://finance. chinanews. com/it/2013/10-24/5418664.shtml,2013.

物时至少会偶尔使用他们的智能手机来查找交易、比价和查看评论①。老年人开始习惯于利用网络查询与其生活相关的网络信息，并熟练地将其应用到现实生活当中。

2.1.2 国内调查统计数据分析

据中国互联网络中心发布的《第 34 次中国互联网发展状况统计报告》显示，截至 2014 年 6 月 30 日，我国网民规模高达 6.32 亿人，半年共计新增网民 1 442 万人。其中，手机网民规模 5.27 亿，移动互联网逐渐地改变着大众的生活方式。在以下中国网民的年龄结构图中，20 岁以下网民规模占比增长 0.6 个百分点，50 岁以上网民规模占比增长 0.3 个百分点，其中 60 岁以上的网民规模所占比例为 2.1%，半年占比增长 0.2 个百分点②。可见，老年人群体利用网络的比例有所增加，老年人利用网络的现状有所改善(见图 2-1)。

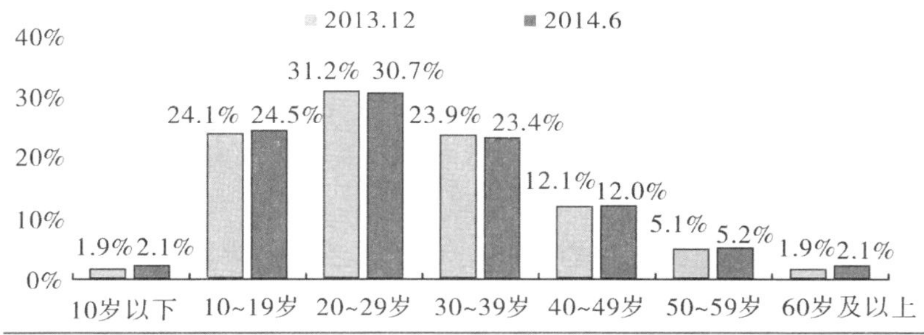

图 2-1 中国网民年龄结构

根据中国互联网络中心 2014 年 8 月发布的《中国移动互联网调查研究报告》显示，截至 2014 年 6 月，我国手机网民规模达到 5.72

① IT 互联网数据中心[EB/OL].http://www.199it.com/archives/212195.html,2014.

② 中国互联网络发展状况统计报告[EB/OL].http://www.cnnic.net.cn/hlwfzyj/hlwxzbg/hlwtjbg/201407/P020140721507223212132.pdf.

亿,比 2013 年年底增加 2 699 万人。从图 2-2 中,我们可以看出 50 岁以上的手机网民所占比例为 5.4%,相比去年增长 1.7%①。这一数据说明,老年人对移动互联网这一新的上网模式持有积极态度,正逐步加入移动互联网大军。

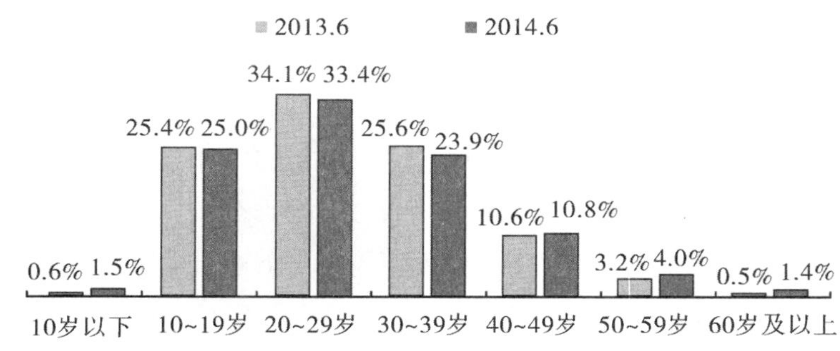

图 2-2　中国手机网民年龄结构

根据中国互联网中心发布的 2014 年《中国社交类应用用户行为研究报告》,从图 2-3 数据显示,50 岁以上的老年人中使用社交网站(如 QQ 空间)的比重为 3.6%,拥有个人微博的老年人占被调查者总数的 3.9%,而使用即时通信类应用(如 QQ、微信)的老年人占被调查者总数的 5.6%②。由此可见,老年人对于社交类应用的使用比较积极,社交类应用成为老年人利用网络获取信息的一种方式和途径。

乐龄网是针对离退休中老年人群的一个互动型网站,是国内首家真正从中老年人角度出发,以操作便捷性,内容贴近性为宗旨,为中老年人提供各类服务,以及展示自己才能的平台。近几年,乐龄网发布了多个针对老年人上网情况和关注问题的调查报告,对我们的

① 中国移动互联网调查研究报告[EB/OL].http://www.cnnic.net.cn/hlwfzyj/hlwxzbg/201408/P020140826366265178976.pdf.

② 2014 年中国社交类应用用户行为研究报告[EB/OL].http://www.cnnic.net.cn/hlwfzyj/hlwxzbg/201408/P020140822379356612744.pdf.

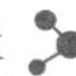

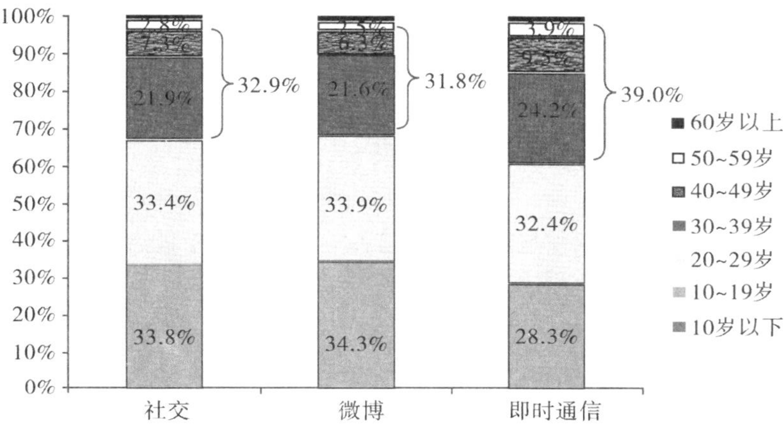

图 2-3 中国社交类应用用户年龄结构

研究具有重大的参考价值。2012 年 4 月 25 日发布的《关于“新老年人”讨论的调查报告》显示,接受调查的 339 位老年人当中,40.12%的老年人获取新闻资讯的渠道是电脑网络,而选择通过电视媒体和报纸广播获取新闻资讯的老年人则分别为 14.16%和 5.9%,选择以上三种情况均有的老年人为 38.35%①。这说明老年人对于从网络上获取信息的方式更为认可,网络成为老年人获取信息的主要渠道。此外,2013 年 7 月 26 日发布的《老年人手机使用现状调查报告》显示,参与调查的老年人 287 位老年人常使用的手机应用中使用率最高的是浏览器,为 80%。摄影美图应用、社交应用、实用信息应用、聊天等手机应用紧随其后②。这说明老年人使用手机的目的更为多样,对信息和交流的需求也更为强烈。

根据百度 2007 年发布的《中国人知识搜索行为研究报告》显示,在百度知道生活类问题的 TOP5 中,医疗疾病类的信息位列第 3

① 乐龄网[EB/OL].http://www.china5080.com/investigate/report/211116,2012.

② 乐龄网[EB/OL].http://www.china5080.com/investigate/report/311920,2013.

名,在百度知道中位列第 10 位①。这显示出从 2007 年开始,我国网民对于网络查找健康信息的热情就很高,通过互联网获取健康信息已成为不可或缺的一个重要渠道。

2.2　老年人健康信息需求分析

老年人的健康信息需求属于其各类信息需求中较为普遍的一种信息需求。老年人由于生理健康状况的下降,对于健康信息的需求更为迫切,其对于健康信息的需求也更加广泛。笔者在大量文献调研的基础上,从马斯洛需求层次理论的角度深入分析了老年人的信息需求,并对与老年人相关的健康信息需求和健康检索主题进行了归纳总结。

2.2.1　基于马斯洛需求层次理论的老年人信息需求分析

马斯洛(1908—1970)是世界著名的心理学家,但他的思想却影响到经济、管理、教育等各个领域,其首创的需要层次理论更是成为行为科学理论的经典,被应用到各个领域。马斯洛需要层次理论是他于 1943 年在《人类动机理论》一书中首次提出的,其基本内容是:人类有五种基本需求,即生理需求(physiological needs)、安全需求(safety needs)、爱和归属感需求(love and belonging needs)、尊重需求(esteem needs)、自我实现的需求(self-actualization needs)。马斯洛认为人的各种基本需要并不是杂乱无章的,而是“以一种层次的和发展方式,以一种强度和先后的秩序,彼此关联起来的”②。换言之,需求是人们行为的原动力,人们的需求形成了一个优势层次塔,如果最低层次的需求得到某种程度的满足,就会被潜在化,而让高一个层次的需求占据优势。如果这高一层次的需求也得到某种程度的满足并潜在化时,比之更高一层的需求就会显现。人的需求就恰似

① 中国人搜索行为研究中心[EB/OL].http://www.searchlab.com.cn/,2007.

② 马斯洛.存在心理学探索[M].昆明:云南人民出版社,1987.

 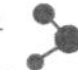

登台阶一样,由低层次依次向高层次攀登①。

(1)从需求层次理论分析老年人信息需求层次

信息需求是人的总需求的一部分,也有学者将信息需求定义为人的基本需求。现代心理学的一项实验表明:一个人处于一切信息隔离的状态中,其忍耐程度远小于其忍受饥饿的程度。胡晓鹰曾在《现代情报》一刊中阐述,信息需求是指用户对信息内容和信息载体的一种期待状态②。岳建波则认为,信息需求是指人们在从事各项实践活动的过程中,为解决所遇到的各种问题而产生的对信息的不足感和求足感③。

据此,综合以上关于信息需求的经典定义,笔者认为老年人的信息需求是老年人为解决各种问题而产生的对信息的必要感和不满足感。人在社会活动中无时无刻不在产生和搜寻信息,不同的需求层次上又有相对应的不同信息需求。笔者根据马斯洛需求层次理论和其对各个层次需求的具体定义,并结合老年人自身的需求特点,提出基于马斯洛需求层次理论的老年人信息需求层次,具体内容如表2-1所示。

表2-1 **老年人的信息需求层次**

基本需求层次	老年人信息需求层次
生理需求	空气质量信息需求、饮用水质量信息需求、日常饮食信息需求、生理平衡信息需求、高质量睡眠信息需求等
安全需求	健康保障信息需求、资源所有性信息需求、财产所有性信息需求、家庭安全信息需求、社会保障信息需求等
爱和归属的需求	友情方面的信息需求、爱情方面的信息需求、亲情方面的信息需求等

① 夏晓玲.马斯洛"需要层次论"在图书馆工作中的应用[J].图书馆论坛,2007(3):25-27.

② 胡晓鹰.2000—2005年图书馆用户信息需求研究综述[J].现代情报,2006(6).

③ 岳剑波.信息管理基础[M].北京:清华大学出版社,1999.

续表

基本需求层次	老年人信息需求层次
尊重需求	尊重他人的信息需求、被他人尊重的信息需求、成就感和自信心信息需求等
自我实现的需求	解决问题的信息需求、保持创造力的信息需求、保持自觉性的信息需求等

从表 2-1 可以看出,老年人在不同的需求层次上都有对应的、具体的信息需求,老年人的信息需求层次与马斯洛需求层次理论相互映射。在如今老龄化进程不断加快的社会,老年人的健康信息需求越来越必要,老年人也越来越关注与其自身健康切实相关的健康信息。老年人的健康信息需求既包含与客观的生活环境,如空气、水等相关的信息需求,还涉及其生活起居、健康保障等相关的健康信息。因此,笔者认为老年人健康信息的需求既属于生理需求的层次,又属于安全需求的层次。

(2)从需求层次理论探究老年人信息需求特点

老年人信息需求的变动符合马斯洛需求层次理论的变动规律,是在其自身基本的、与日常生活相关的信息需求得到满足之后产生的,即产生关于自我安全的信息需求,也可以是探寻自我归属感和获取爱的信息需求。老年人的信息需求是马斯洛需求层次理论在信息需求层面上的生动反映。

信息需求层次的提高。根据马斯洛需求层次理论中一个需求被满足,另一个需求强度增大这一原理,我们可以引申为老年人对于某种信息需求层次的提升同样符合这一规律。当个人低层次的信息需求得到满足时,则会向更高一层的信息需求延伸。随着互联网的不断普及和老年人基本信息需求的满足,近年来老年人的信息需求表现为向更高层次的信息需求扩展的趋势。例如,以前老年人的健康信息需求主要为求医问药方面的信息,而今在我国老龄化形势不断加剧的情况下,他们关注的信息则多为涉及自身健康保健等方面的信息,从对于疾病的实时应对上升到自我保健达到对疾病预防的层次,更不乏选择学习和了解相关及疾病的发病原因、常见症状等状况的老年人。由此可见,老年人的信息需求层次在不断提高,这是信息需求深度上不断加深的体现。

信息需求量的增长。信息需求层次的提高伴随着信息需求量的增长,老龄人口的增多,也使得老年人信息需求总量在客观上不断增长。较低层次信息需求的满足使得我们在技术等条件满足的情况下,积极探寻更高层次的信息需求,信息需求量相伴而生。同时,老龄化进程的不断推进使得老年人的队伍不断壮大,这在客观上增大了老年人的信息需求总量。总之,信息需求的不断推进和老龄化进程的加快极大地促进了老年人信息需求量的增长。

信息需求的目的性。信息需求产生于人类的社会实践活动当中,而且是为了解决特定问题而产生的信息需求,这就决定了信息需求具有一定的目的性和针对性。同样,老年人的信息需求也是在某种特定情境下产生的,其信息需求具有目的性和针对性。例如,老年人需要获取相关部门关于养老体制改革的信息,是为了更加清晰地了解其退休之后的养老模式和养老制度以保障个人合法权益。再如,老年人需要得知某家医院相应领域的医疗水平以及患者评价等信息,是为了作出是否前往就诊的决策,减少其决策过程中的不确定性。

信息需求的多样性。本书研究的对象虽为城市退休后的老年人群体,但人都有独一无二的特性,因此其信息需求也是独特和多样的。影响这种信息需求多样性的因素多种多样,例如退休前职业、家庭状况、受教育程度、个人爱好等。简言之,不同的老年人为解决各自不同的问题,会产生多样的信息需求。具有一定的文化底蕴的老年人一般具有文学名著、人物传记等方面的信息需求,而热衷于舞刀弄枪的老年人则很有可能关注老年健身、武艺切磋等方面的信息。再如,之前从事金融行业的退休老人,在退休之后还很有可能对基金、证券、股票等信息保有相当大的热情,而曾从事教师这一职业的老年人则可能更关注学生升学、就业形势、教育制度改革等方面的信息。

信息需求的发展性。马斯洛需求层次理论认为人的基本需求是依次变动,不断发展的。从宏观角度而言,人类社会从之前的农业文明过渡到如今的工业文明时代,我们的基本需求也在随着社会的进步向前发展。从微观角度而言,一个独立的个体在其生命的不同阶段,其信息需求也是截然不同的。处于儿童时期的个体,可能更需要获取关于糖果、玩具、动画片等信息,这完全符合这一阶段的基本需求。然而,随着年龄的增长和人生阅历的丰富,而立之年的个体则可能更关注职位升迁、婚姻保鲜等方面的信息,这是信息需求向更高层次发展的体现。同样,老年人的信息需求也具有持续发展的特点。

2.2.2　老年人健康信息需求的分类

国家卫生计生委制定的《人口健康信息管理办法(试行)》指出,人口健康信息是指依据国家法律法规和工作职责,各级各类医疗卫生计生服务机构在服务和管理过程中产生的人口基本信息、医疗卫生服务信息等,主要包括全员人口、电子健康档案、电子病历以及人口健康统计信息等①。

目前学术界关于"健康信息"一词尚未形成统一的概念,但在众多观点中,美国医学图书干联盟的论述最具代表性。所谓健康信息,是与大众、疾病及其家属有关的健康咨询,包括医疗、预防、保健、康复、生殖健康、健康教育等内容②。对于健康信息需求的具体分类,目前学术界众说纷纭,表2-2是笔者在大量的文献调研基础上归纳的比较有代表性的观点。

---

① 中华人民共和国国家卫生和计划生育委员会[EB/OL].http://www.nhfpc.gov.cn/zhuzhan/zcjd/201405/9992e411fff04a95b03caeda31794c7d.shtml,2014.

② 魏萌萌,魏进.国外网络健康信息搜寻行为研究及其对我国的启示[J].医学信息学杂志,2014(3).

表 2-2 国内外关于健康信息的分类

序号	时间	作者	分类
1	1994	Elliot& Polkinhorn	健康信息泛指所谓医疗、保健相关信息，包含医学知识、健康知识，以及与消费者健康服务有关信息等
2	1996	Sangel& Wolf	健康信息的范围是：应该有计划推广的健康促进或预防性健康行为的知识、特殊的疾病或慢性病所需的治疗与服务、医疗救护提供者的硬件设施与各科医学资料及健康保健的相关资料
3	1999	Horne	健康信息细分为疾病与药物信息、适应信息、保健与预防医学信息、健康照护与医学伦理信息、身体功能信息等五类
4	2001	陈源昌	健康信息分为保健新闻、一般保健、重大疾病、老人保健、妇女保健、男性保健、婴幼儿健康、两性关系、美容保养、体重控制、心理卫生、食品营养、医学新知、另类医疗及医师论著
5	2002	邱培源	健康信息可简单分为"一般性信息"与"就医选择信息"；前者具通俗性、广泛性与教育性内涵，后者是民众进行医疗选择及决策之信息，属于情境导向之特殊性需求
6	2008	韩妹	综合以上各种健康信息的定义，可以看出学者关于健康信息的概念多是从广义的范围来界定的，远远超过医学知识的内涵，包括医疗、卫生、营养、保健、疾病、减肥、美容、技术、医疗设施等内容
7	2012	廖韦淳、 邱立安、 岳修平	健康信息整理归纳为六大类，包括：疾病治疗、饮食营养、运动健身、养生防老、就医诊治、预防保健
8	2012	Yong J. Yi, BesikiStvilia, Lorri Mon	消费者健康信息包括预防药物、健康提升、健康状况、卫生保健系统以及和疾病相关的信息比如症状和治疗等

另外,国内外学术界对于老年人常见的健康信息需求也做出了相关研究,详情见表2-3。

表2-3 **国内外关于老年人常见的健康信息需求的分析**

序号	时间	作者	需求
1	2006	Klein J., Wilson K.	日常健康信息指南、特定疾病信息、保健产品购买信息和就医选择问题
2	2007	Abdulraheem I. S., Flynn K. E.	营养膳食信息、特定疾病信息(如:慢性病的发病原因和用药情况)
3	2007	高持平	日常保健之常识、各种疾病之知识、饮食和营养
4	2012	李月琳,蔡文娟	疾病信息、医药信息、营养膳食信息

本研究根据以上的文献探讨和其相应的研究成果,以及本研究的具体特点,将老年人常见的健康信息需求分为以下五类(见表2-4)。

表2-4 **老年人健康信息需求的分类**

分类	注释
特定的疾病信息	病因、症状、诊断、禁忌等
康复治疗信息	治疗方案、替代疗法等
养生保健信息	饮食、运动、体检等
医院就诊信息	医院、医生等
医疗保障信息	医保制度、看护等

笔者对于五大类老年人健康信息需求给出如下具体的解释,并进行举例说明。特定的疾病信息多指与老年人相关的常见病的病因、症状和疾病禁忌等信息,如:高血压患者不应该吃什么等。康复治疗信息指的是老年人相关疾病的具体的治疗方案方法、药物使用、

替代疗法,如针灸等。养生保健信息指的是老年人养生防老等方面的信息,包括营养膳食、健身运动、身体检查等方面的信息。医院就诊信息则体现在关于某医院或者某类型医院、医生等方面的信息,如治疗糖尿病哪家医院好,等等。医疗保障信息指的是涉及国家医保制度和看护等方面的信息,如合作医疗、老人院等。

2.2.3 老年人常见的健康检索主题

我国进入老龄化社会以来,老年人对于自身健康状况的重视程度越来越高,其自身的医疗保健等方面的健康意识和健康信息需求也日渐增强。计算机的普及和网络深度社会化的进一步推进,也促使老年人对于健康信息的需求越来越强烈,利用网络查询健康信息的现象也越来越普遍。

(1)老年人常见健康检索主题的相关研究

对于老年人常见的健康检索主题,美国"皮尤网络与美国生活项目"早在2006年就做出了相关调查。其发布的"网络健康查询"(Online Health Search 2006)中将常见的网络健康信息查询主题总结为17类(见表2-5)。研究指出,80%的美国网民查询过17类健康主题中的至少1类。

表2-5　　**网民健康信息检索主题**

健康主题	网民检索情况(%)		
	2002年	2004年	2006年
特定的疾病或医疗问题	63	66	64
某种疾病治疗或方案	47	51	51
饮食营养或营养补剂	44	51	49
运动健身	36	42	44
处方药或非处方药	34	40	37
某医院医生	21	28	29
健康保险	25	31	28

续表

健康主题	网民检索情况(%)		
	2002 年	2004 年	2006 年
替代疗法或药物	28	30	27
抑郁焦躁等精神问题	21	23	22
环境对健康的危害	17	18	22
实验性的治疗或药物	18	23	18
免疫接种或接种疫苗	13	16	16
口腔健康信息	*	*	15
医疗保险或医疗补助	9	11	13
性健康信息	10	11	11
如何戒烟	6	7	9
毒品和酒精问题	8	8	8

在该研究的 1 990 名调查对象中,50~64 岁和 65 岁及以上两组人对于特定的疾病或医疗问题的需求最为强烈,分别占到 64%和 54%①。对于 50~64 岁的人而言,其排在前五的健康信息需求依次为:特定的疾病或医疗问题、某种疾病治疗或方案、饮食营养或营养补剂、处方药或非处方药和运动健身。同样,65 岁及以上的老年人排在前五位的健康信息需求依次为:特定的疾病或医疗问题、某种疾病治疗或方案、处方药或非处方药、饮食营养或营养补剂和运动健身。另外,老年人对于某医院医生、替代疗法或药物、医疗保险或医疗补助等信息的需求度也较高。

(2)健康类网站老年人热门健康主题分析

健康类网站作为为用户提供各类医疗健康信息服务的平台,融

① 皮尤研究中心[EB/OL].http://www.pewinternet.org/Reports/2006/Online-Health-Search-2006.aspx,2006.

合了各种各样的健康资讯和养生科普等知识。网站中的热门标签、贴吧、在线问答、健康论坛等更是真实和直观地反映了用户最为关心的健康信息和健康主题。笔者根据 Alexa 提供的流量排名情况，排除掉其他类型的网站，选取最靠前的五个不同类型的国内健康网站。这五个网站分别是：39 健康网、寻医问药网、飞华健康网、家庭医生在线和快速问医生网，并根据上述功能对各个健康网站的热门健康主题进行了详尽的分析，详情如表 2-6 所示：

表 2-6　**39 健康网老人频道热门健康主题分析**

相关栏目	热门主题
老人问答（老年天地最新提问）	腰椎压缩性骨折、感冒、老年痴呆治疗
老人专题	多久换一次内衣、中老年剑拳操大赛、老人健康知识、健康新观念等
老人博客	公立医院改革、眼睛干涩缓解、偏方、冬季起居养生要注意什么、老年人谨防心衰、老年人要提防脑血栓等
老人热文排行	饮食禁忌、防病养生增寿、老年人运动、感冒并发症、关节炎、补钙、饮茶原则等
老人热门标签	老人保健、老人饮食、老人心理、健身、冬季晨跑、散步、气功、太极、失眠、降压药、老年痴呆、老人疾病、高血糖等

由于 39 健康网中专门设置了老年人频道，其为老年人提供的专题和服务则更具针对性。通过表 2-6 我们可以看出，老年人相关的热门检索主题为养生保健、老人饮食、运动健身、老人疾病、老年痴呆等。同时，老年人还关注公立医院改革方面的健康信息。然而，其余四个健康网站则没有针对老年人开设专门的栏目，于是笔者通过深入挖掘和自主筛选的方式，总结与老年人健康相关的检索主题。详情见表 2-7：

表 2-7　　**四网站热门健康主题分析**

网站	栏目及热门主题	
寻医问药网	有问必答（问题大全）	湖南省长沙市好的骨科、在兰州是怎样治疗腰肌劳损的、老人得了褥疮怎么办、老人患有高血压、静脉曲张、老人牙痛、骨质增生、补钙
	人群热门疾病（老人）	肺气肿、高血压、骨质增生
	健康排行榜	高血压、失眠、乙肝、糖尿病、骨折
飞华健康网	飞华养生（老人）	老人没食欲、老人户外运动、哪五种毒需老人尽快排出、远离老年痴呆、食疗、颈椎病
	问答	老人突发脑出血、老人长期便秘、老人哮喘、老人晚餐食肉、补充钙质、眼睛干涩
家庭医生在线	养生（老人）	是否有骨质疏松、预防血脂高、中医长寿按 3 部位、补钙食物、控制糖尿病、预防老年痴呆、营养早餐
	老人热文	皮肤干燥护肤、三种有害家常菜、泡脚水加醋、食盐多的危害
快速问医生网	问答	老人脱水、得了褥疮、行动迟缓、心肌缺血、缺钙、老年痴呆、失眠

注：表 2-6 和表 2-7 的内容截至 2014 年 12 月 8 日

以上四个网站均没有开设专门的老人频道，如寻医问药网、飞华健康网、家庭医生在线只是采用在相应栏目下划定“老人”这一群体，因此单个的网站关于老年人的热门主题具有局限性。例如，寻医问药网中仅在热门疾病中分出了老年人这一群体，其热门的检索主题也仅为三种疾病；后两者均是在养生栏目下细分老年人群体，其热门主题则绝大多数与养生相关。然而，当我们综合两个表格中五个健康网站的热门主题时，则可以做到相互补充、相互参考和相互印证。

表2-7结果显示，老年人常见的健康检索主题为骨质疏松、骨折、补钙、老年痴呆、高血压、糖尿病、健康保健、营养饮食等。由此可见，老年人利用网络进行健康信息检索时更多关注的是与其年龄相关的疾病的防治，即为具体的疾病的救治和预防。老年人的养生和保健日益被推崇，尤其是在城市退休职工中风靡，越来越多的老年人开始关注养生保健一类的信息。

另外，笔者在百度中键入关键词"老人+健康+网站"，搜索结果中排名前五的网站依次为"老人网""99健康网""久久健康网""中国健康网"和"黄昏老年网"。综合五个网站中老年人版块的"热文排行""热点排行""热门标签""贴吧""在线问答""健康论坛"栏目，总结出老年人常见的健康相关检索主题为：高血压、高血糖、骨质疏松、糖尿病、老年痴呆、老人养生、老人饮食、保健品、营养品、养老院等，且对于具体疾病的查询习惯用"是什么原因""怎么治疗"作为提问词。

最后，经过笔者长时间对健康相关网站的调研，发现不同类型的网站对于网络健康信息内容的呈现有不同的侧重，具体说来有以下三个方面：第一，国家相关机构的官方网站（如国家卫生与计划生育委员会官网）对于健康信息内容的发布主要是纲领性的行业法律法规、工作动态、政务信息等；第二，综合类的商业化健康网站（如39健康网）或者门户网站的健康频道（如新浪网的健康频道）则倾向于求医问药、问诊挂号、养生保健等具体的健康信息；第三，专为用户查询个人健康信息的居民健康档案信息系统则主要是关于居民个人的身心健康过程的规范、科学记录。例如，河南省基于健康档案的卫生综合信息平台，用户可以通过登录名和密码的输入，查询个人健康档案。

（3）百度指数分析老年人常见的健康检索主题

百度作为全球最大的中文搜索引擎，在华人的日常网络信息查询中起着不可替代的作用。百度旗下的百度指数是以百度海量网民行为数据为基础的数据分享平台，是当前互联网最权威、最具代表性的统计分析平台之一，且由于百度指数更加适用于中文关键词的检索和分析，因此笔者选定百度指数进行老年人常见的健康检索主题的分析和总结。

在利用百度指数进行老年人常见的健康相关检索主题分析时，笔者采用了两个步骤：首先，以“老年人”“健康”和“老年人+健康”为关键词，查看其需求分布、相关检索词、上升最快检索词、整体搜索指数、人群分布等情况。然后，通过初步的关键词分析和归纳总结，找出与老年人健康相关度较高的检索主题进行关键词的二次查询和分析。采用两个步骤，使得对于老年人的健康检索主题分析更为深入和准确（见表2-8）。

表2-8　**百度指数关键词分析**

项目	老年人	健康	老年人+健康
需求分布	缺钙、体检表、健康饮食、药物、保健知识、养生保健	39健康网、99健康网、健康725、五行健康操、健康饮食	缺钙、容易发生、骨折、飞华健康网、五行健康操、药物
相关检索词	老年人脑萎缩症状、老年人补钙、老年人吃什么好、老年人用品、老年妇科病	健康之路、健康生活、健康养生、健康小常识、健康饮食	心理健康、健康生活、健康饮食、健康养生、老年人脑萎缩症状、老年人补钙
上升最快检索词	老年妇科病、老年失眠、老年人食品、老年人健康、老年人养生	体育与健康的关系、谈谈你卫生与健康、心理健康、健康管理、健康养生	健康饮食、健康小常识、健康管理、心理健康、亚健康、健康生活
整体搜索指数（近30天）	595	3229	3825
人群分布（50岁以上）	8%	5%	7%

注：数据截至2014年12月8日

需求分布指的是关键词搜索需求分布信息,帮助用户了解信息的聚焦点,对产品服务的痛点。比如“美女”的热门需求词包括“图片”“写真”“性感”“丝袜”“美腿”“比基尼”,这说明网民对美女的关注主要体现在这些方面。表 2-8 反映出,在利用百度这一搜索引擎进行搜索时,与老年人相关的健康检索主题多为关于具体的疾病(如脑萎缩、缺钙)、日常生活、饮食、养生等。同时,人群分布显示 50 岁以上的老年人对于“老年人”和“健康”的检索并不频繁,这一现象反映出,不仅是老年人对于“老年人健康信息”的检索较为关注,中年人对于与“老年人”和“健康”相关的信息也有很高的关注度,这些数据说明当下互联网操作不熟练的老年人在遇到问题时向身边的亲朋好友求助这一现象具有普遍性。

另外,笔者对于前人关于老年人常见的健康信息需求和检索主题研究进行验证,并根据百度指数中“相关检索词”的具体分布情况,选取部分检索词在百度指数中进行二次查询和分析(见表 2-9)。

表 2-9 **与老年人健康相关检索词分析**

关键词	整体搜索指数(近 30 天)	整体同比增长	人群分布(50 岁以上)
糖尿病	11 345	16%	6%
高血压	5 955	8%	6%
医生	3 129	39%	5%
养生	2 807	-9%	5%
医院	2 004	10%	5%
心脏病	1 866	3%	7%
骨质疏松	1 451	16%	8%
高血脂	1 276	1%	8%
老年痴呆	1 001	-1%	7%

注:数据截至 2014 年 12 月 8 日

综合利用百度指数对老年人健康相关检索词的两次查询结果，我们可以看出，老年人对于医院医生、养生保健、健康饮食和特定疾病尤其是糖尿病、高血压、骨质疏松、老年痴呆等疾病信息更为关注，检索也较为频繁。

(4)谷歌趋势分析老年人常见的健康检索主题

谷歌是世界最大的搜索引擎之一，是全球访问量最大的搜索引擎。谷歌趋势是一个基于用户搜索日志的关键词分析工具，其统计的是用户在谷歌搜索引擎中的关键词搜索情况，因此具有很强的涵盖性和包容性。在对谷歌趋势的利用上，笔者考虑到英文关键词选用的准确性，所以借助中国知网的"翻译助手"功能完成关键词选定，并采用使用频次排在前五名的英文关键词作为检索词。中国知网作为中国的知识资源总库，其资源种类的多样性和全面性以及资源收录量的庞大都是毋庸置疑的。因此，笔者认为其关键词筛选结果更具权威性和代表性。为与百度指数选用关键词和分析方法保持一致，笔者选用了"老年人""健康""老年人健康"三个词作为中文关键词，并同样采用二次查询的方法进一步细分老年人常见的健康检索主题(见表 2-10)。

表 2-10　**中国知网翻译助手中英文关键词对照 Top5**

中文关键词	英文关键词	频次
老年人	elderly	5 277
	aged	3 307
	the elderly	2 301
	the aged	1 361
	old people	1 036
健康	health	51 622
	healthy	37 293
	normal	8 833
	the healthy	4 983
	the health	4 836

续表

中文关键词	英文关键词	频次
老年人健康	elderly health	11
	health of the elderly	9
	senile health	6
	old people health	2
	health of old persons	0

通过中国知网的翻译助手得到对应的英文关键词之后,依次查看每一个关键词的检索结果。谷歌趋势对于关键词的分析,主要在某一具体关键词的“相关搜索”下的“主题”和“查询”两个方面,“主题”和“查询”下的相关检索词均按照热度排列。详情如表 2-11,表 2-12,表 2-13 所示。

表 2-11　　**谷歌趋势“老年人”检索词查询结果**

关键词	主题	查询
Elderly	old age-cause of death, nursing home care	elderly care, elderly services, elderly home care
Aged	old age-cause of death	aged care, the aged
the elderly	old age-cause of death	elderly care, elderly activities
the aged	old age-cause of death	aged care, aged pension, aged care services, aged care act
old people	old age-cause of death	elderly

表 2-12　　**谷歌趋势“健康”检索词查询结果**

关键词	主题	查询
Health	health care, health insurance, clinic, hospital	health and safety, health food, mens health

续表

关键词	主题	查询
healthy	recipe, food, diet, snack, meal	recipes, healthy recipes, healthy food, healthy eating, diet, healthy diet, eat healthy
Normal	temperature, blood pressure	blood pressure normal, blood pressure, normal heart rate, normal body temperature, normal blood sugar
the healthy	health-organization type	healthy food, healthy diet, eating healthy, healthy recipes, health body, the healthy way
the health	health care, health insurance	health care, mental health, health insurance, health and safety, healthcare, health education, health care reform

表 2-13　　**谷歌趋势“老年人健康”检索词查询结果**

关键词	主题	查询
elderly health	old age-cause of death	health care elderly, elderly home care, mental health elderly, elderly health insurance
health of the elderly	null	null
senile health	null	null
old people health	null	null
health of old persons	null	null

以上三个表格分别反映了各个检索词在谷歌趋势中的相关情况,其中关于“老年人健康”的第二至五个词因为在谷歌中搜索量少,不予显示。从以上三个表格的分析结果中,我们可以总结出在谷歌中常见的与“老年人”相关的检索词为 aged care、aged pension 和 aged care services;与“健康”相关的检索词可有 health recipes, healthy diet;其中 blood pressure normal, blood pressure, normal heart rate, normal body temperature, normal blood sugar 等可以概括为 medical 或 disease;与“老年人健康”相关检索词为 health care 和 health insurance。

由此,我们经过筛选得出二次查询的关键词为 medical, disease, diet, recipes,具体分析结果如表 2-14 所示。

表 2-14 谷歌趋势关键词二次查询结果

项目	medical	disease	diet	recipes
主题	hospital, medical school, clinic, health care	lyme disease, therapy, liver dis-ea-se	eating, calorie-unit of energy, fat-nutrient	recipe-website category, soup-type of dish
查询	medical centre, medical insurance, medical assistant, medical supply	heart disease, lyme disease, celiac disease, kidney disease, chronic disease	diet plan, diet food, best diet, diet virus, gluten free diet	chicken recipes, healthy recipes, soup recipes, best recipes

以上结果说明,与老年人健康的检索主题主要为老年人护理、健康保险、临床治疗、医院、心脏病、慢性病等与老年人日常生活切实相关的信息和与日常饮食相关的信息,如健康食谱等。另外,当关键词为 elderly、the aged 等时,与其相关的主题均为 care,即与老年人相关的护理信息。

经过大量的文献调研和实际调查,我们发现老年人的健康检索主题是健康信息需求的具体的、可视化的体现,是健康信息需求的具体表达，健康信息需求和检索主题是相互对应的关系。据此，综合各国学者和相关机构的研究，以及笔者对五大健康网站和两大关键词分析工具的分析利用，我们发现老年人常见的健康信息需求和检索主题具有高度重合性，具体可以归纳为五个方面（见表 2-15）。

表 2-15　**老年人常见的健康检索主题**

常见检索主题	对应检索词
特定的疾病	（高血压、糖尿病、骨质疏松）+（预防、治疗）等
健康饮食	营养早餐、健康食谱、饮食禁忌等
养生保健	运动、气功、太极拳、晨练、养生汤等
医院医生	专科医院、知名医生、专家等
医疗保障	医疗改革、医疗保险、养老院、老人院、看护等

第 3 章　我国老年人网络健康信息查询的主要途径

通过对老年人获取网络健康信息的渠道进行调查,发现可以将我国老年人网络健康信息查询的主要渠道分为以下几个类别:第一类是通过搜索引擎或者导航网站的老年人服务查找或浏览网页健康信息,如百度的老年搜索;第二类是通过浏览具体的网络健康信息门户网站获取所需网络健康信息,如 39 健康网;第三类是通过访问具体的老年人信息门户网站获取所需网络健康信息,如喜乐乐网;第四类是利用图书馆的网络健康信息数据库服务;第五类是利用新媒体,如微信、微博和移动应用获取网络健康信息,下面依次对这五类渠道进行分析。

3.1　老年人搜索引擎

目前具有代表性的老年搜索引擎包括美国的 Cranky 和中国的百度老年搜索。Cranky 由 Web 门户 Eons.com 为 50 岁以上的老人开发,2007 年 1 月 9 日在美国发布。据 Eons 宣称,开发团队在正式推出服务之前,曾经做了大量的调查统计工作,制定了符合老年人搜索习惯和检索排布的规则,这款新的搜索引擎每页生成的结果较少,并可以根据结果和老年互联网用户的关联程度进行排序。百度老年搜索于 2009 年 4 月 14 日在中国推出,是全球最大的中文搜索引擎公司百度的新产品,是继“少儿搜索”“百度盲道”之后,百度又一次为细分弱势群体推出的特色化搜索引擎服务项目。Cranky 和百度老年搜索开发较早,是市场上仅有的老年搜索引擎,在界面设计、信息检索方式等方面都颇具代表性①。

3.1.1　资源建设情况

百度老年搜索的资源列表主要分为三个版块,最上方为搜索框,支持手写输入,用户可以直接通过鼠标移动来输入汉字;中间版块列举了 15 个常用网站,包括天气预报、电视节目、北京时间、股票查询、基金净值、外汇牌价、地图、黄历和医院查询等老年人可能常用的生活服务类网址;最下方也是占据最大页面的版块提供了分类导航,包括名站、新闻、音乐、游戏、听书、视频、曲艺、书画、花鸟、养生、社区和理财等与老年人生活息息相关的网站类别。

百度老年搜索提供了老年人日常生活中可能所需要用到的网站推荐和分类,与一般的网站导航相似,与百度的其他产品保持了一致的风格。就百度老年搜索提供的资源内容来看,涵盖了老年人生活、娱乐、健康和理财等各个方面,但并非针对老年人健康信息的专业搜索渠道。

3.1.2　系统搜索功能

鉴于老年人在计算机使用和信息检索方面可能存在的问题,百度老年搜索为老年用户提供了帮助手册,并用蓝色突出显示。帮助手册里面包含了电脑及网络常识、常见的用户使用问题、对老年搜索的简单介绍和其他相关问题等内容,但并没有从检索方式和策略上对老年用户进行指导。

百度老年搜索支持关键词搜索和分类浏览这两种检索方式。在输入框可以通过键盘打字或者移动鼠标手写输入关键词进行搜索,支持“与”“或”“非”等布尔逻辑连接词和空格、/、+、-等检索符,支持拼音检索,且根据拼音提示联想出关键词供用户进行相关反馈,但没有高级检索和截词检索;导航首页字体和搜索框均比普通网页所

---

① 郑钊权. 中外老年搜索引擎比较研究[J]. 图书馆学刊,2010,8:92-94.

采用的大,以便老年人进行分类浏览。

关键词检索的结果列表的字体可调节为大、中、小三种型号,默认为大字体显示,可以让老年用户在浏览相关检索结果时更加便捷,易于进行选择和反馈。如果用户点击检索结果进行跳转,则恢复一般字体。

在百度老年搜索进行分类浏览检索时,可以点击各类别网站列表后面的“更多>>”来浏览该类别下收录的所有相关网站。分类浏览检索可以在不用用户进行任何输入的情况下,通过鼠标点击实现目标网页的一次或多次跳转,对于不会使用计算机的老年用户来说更为简单,但是其缺陷也是很明显的,因为每个类别下收录的网站都是有限的,没有收录在导航中的网站则不能通过分类浏览检索到。

3.2 健康类网站

健康类网站是网站运营者将互联网与传统医疗行业有机结合,为公众免费提供健康类信息资讯和医疗咨询就诊服务,同时为医疗机构、医药企业吸引社会受众而搭建的健康服务与交流平台。健康类网站将传统的健康知识普及与现代信息技术如在线咨询、在线就诊、挂号等相结合,更好地满足人们对健康知识的需求,成为当今公众最主要的健康信息来源。

根据中国互联网络信息中心 CNNIC 发布的《第 34 次中国互联网络发展状况统计报告》,互联网发展从“广”到“深”,网民生活全面“网络化”,除了传统的消费、娱乐以外,移动金融、移动医疗等新兴领域移动应用多方向满足用户上网需求,推动网民生活的进一步“网络化”。截至 2014 年 6 月,相比 2013 年年底,50 岁以上的网民规模占比增加了 0.3 个百分点,互联网持续向高龄群体渗透。对于老年互联网用户来说,健康信息无疑是他们最为关注的信息类型之一,在健康网站中建设老年人服务频道,既是大多数健康类网站的现实关注点,也是其未来的发展趋势。

3.2.1　健康类网站分类及典型代表

健康类网站按照资源可以分为两类:专题类健康网站和综合类健康网站。专题类健康网站代表如“孕育网”“女性网”“医学教育考试”等网站,综合类健康网站如“有问必答网”“放心医苑”“康贝医疗健康网”等网站。总体上来说,健康类网站以综合类网站为主,专题类健康网站本身只占据很小的比例,而且其内容经常有被包含于综合类网站的现象。

健康类网站按照其内容可以大致分为四大类:健康科普类、健康管理类、求医问药类、其他功能类①。健康科普类网站代表为“39 健康”,是国内最大最专业的健康门户类网站;健康管理类网站代表为“爱康网”,在以“互联网+医疗服务”提供线上会员制服务的同时,线下建成体检中心;求医问药类网站代表为“寻医问药”,这是病患最关注的也是最有市场的健康类网站之一;其他功能网站比如“好大夫在线”是国内目前最大的医患导医网,可以为用户提供实名认证的医生进行在线咨询或电话咨询服务以及预约门诊。

健康类网站按照建设主体可以分为三类:政府建设的健康类网站、学术机构建设的健康类网站和商业健康网站。政府健康网站比较关注业务信息、新闻和政策,对健康生活的指导和健康教育资源的提供不够系统和全面,代表如中国疾病预防控制中心和中国健康教育网;学术机构健康网站对营养和健康更为关注,能在网站内提供比较全面的信息,代表如中国营养协会和上海健康网等;商业健康网站代表如搜狐健康和新浪健康等。

健康类网站按照交互方式可以分为传统型交互健康网站和复合型交互健康网站。传统型交互健康网站的交互方式为论坛式,即用户填写一个咨询单,相当于发帖,然后等待医生的回答,代表飞华健康网和快速问医生;复合型交互健康网站的交互方式为医生和用户通过多种通信工具进行交流,即时通信如腾讯 QQ、在线聊天窗口和

---

① 张会会, 马敬东, 蒋春红等. 健康类网站信息质量的评估研究[J]. 医学信息学杂志,2013,7:2-6.

电话咨询,新媒体咨询如官方微信,代表为39健康网的在线聊天窗口咨询和寻医问药网的电话咨询。

3.2.2 资源建设情况

网站流量统计可以从用户使用角度衡量网站受欢迎程度,指标更客观,是网站排行、网站调查、专家评比等方面的重要参考指标①。美国亚马逊公司的Alexa网站提供的网站流量监测和排名是目前最权威的第三方流量统计工具,以Alexa提供的流量排名为依据,排除掉其他类型的网站,选取最靠前的5个不同类型国内健康网站,分别是39健康网、寻医问药网、飞华健康网、家庭医生在线和快速问医生网,详见表3-1。

表3-1　**Alexa中国流量排名前五的健康类网站**

网站	健康网站排名	网站总排名	简　介
39健康网 www.39.net	1	29	提供各种疾病诊疗信息、医药新闻资讯、健康保健以及医学知识普及、医学专家咨询方面的健康信息服务
寻医问药 www.xywy.com	2	43	为医生、患者提供相互交流的平台,唯一为寻医患者搭建在线咨询的医疗网站
飞华健康网 fh21.com.cn	3	103	为网民提供健康、营养、保健、美容、常见病诊治、医生和医院推荐、医疗等健康信息服务
家庭医生在线 familydoctor.com.cn	4	164	拥有9位院士为首的90余位医学权威组成的专家顾问团、由300余位一线临床专家组成的医学委员会、知名大学及其附属医院等医疗资源的健康门户网站

① 俞文敏,王杰,周宏宇等.健康需求者对健康类网站的知识需求调查[J].护理学杂志,2009,9:86-87.

续表

网站	健康网站排名	网站总排名	简　　介
快速问医生 120ask.com	5	266	健康生活在线问答平台,有任何健康问题可以得到全国各地的专业医生和网友的解答,良好的医患交流平台

注:以上数据截止到 2014 年 10 月 4 日

以表 3-1 中的 5 个健康类网站为代表分别进行使用和体验,从下面 4 个方面对其资源建设情况进行分析,详见表 3-2。

①网站收录,就是与互联网用户共享网址。将网站首页提交给搜索引擎,网络爬虫就会光顾这个网站,且每次抓取网页时都会向索引中添加并更新新的网站。网站收录从网页数量上反映了一个网站的资源建设总体情况。不同的搜索引擎对同一个网站可能有不同的网站收录,下面选取百度收录作为这五个健康类网站的主要参考标准。

②导航分类,就是网站首页导航条上面提供的分类标准和分类数目情况。健康类网站的导航分类即体现了该网站建设资源时的知识组织方式,对用户访问该网站时的指导作用也是非常明显的。

③专题版块,就是网站内以某一个主题为中心进行资源的知识单元。导航分类一般有相应的分类标准和习惯,而专题版块则可以突出优势资源,而且各个专题版块之间不需要严格的知识组织框架。

④移动应用,就是网站是否提供在手机上使用的应用。健康类网站的移动应用可以反映健康类网站在移动互联网方面的资源建设情况及其发展概况,对健康类网站的未来发展具有十分重大的意义。

表 3-2 典型健康网站的资源建设情况

网站	百度收录	导航分类	主题板块	移动应用
39 健康网	213 339	2 个分类标准:内容和科室 2 个分类结果:诊疗、药品、保健、新闻和名医等 5 个一级类目与 38 个二级类目;19 个科室类目	18 个主题:新闻;功能;名医在线;健康问答与论坛;妇科疾病;男科疾病;糖尿心血管;肿瘤;药品器械;中医;心理频道;美容整形减肥;保健饮食;健身减肥瑜伽;女性频道;男性频道;育儿频道;老人频道	2 个:39 健康;39 问医生
寻医问药	2 693 246	按功能分为 10 个一级类:查疾病、查症状、找检查、找专家、有问必答、三甲医院、找药品、闻康商城、查咨询、海外医疗	4 个主题:专家频道、疾病专题、按身体部位查疾病、热门问题和搜索	1 个:问医生
飞华健康网	13 589 137	按照功能分类:就医助手、服务和资讯等 3 个一级类和 28 个二级类	14 个主题:功能、今日推荐、症状查询、疾病专题、大家在问、医院与医生、药品、医药资讯、热门品牌、新闻、两性、育儿、养生、整形	2 个:飞华 WAP;官方微信
家庭医生在线	5 372 284	按对象和功能分为 12 个一级类和 32 个二级类:女/男人、疾病、用药、健管、体检、论坛、柯大夫、疾病库、症状库、新闻等	10 个主题:新闻资讯、品牌专区、健康管理、疾病诊疗、健康生活、生儿育女、健康时尚、家医互动、疾病症状、医院医生库	25 个:家庭医生在线、育儿、家庭医生综合等
快速问医生	1 亿 3 565 万	3 个分类标准:科室、地区和疾病 3 个分类结果:分别有 15 个、6 个和 22 个一级类	11 个主题:咨询医生、答案、药品、整形美容、搜索、健康专题、常见疾病问题、医院频道、网友经验分享、药品专区等	2 个:快速问医生、Win8 官方微信

注:数据截至 2014 年 10 月 4 日

根据上表的统计数据可以初步得出以下几个结论:网页数量与分类数量基本上呈正比例相关关系,网站网页数量越多,分类层次越深、类目数量越大,但类目多少与分类的科学性关系未明,并非分类类目越多则该网站的分类越科学;网站分类和专题版块略有重复现象,如快速问医生的按科室分类和按疾病分类导致较多的重复类目;在移动应用的表现上,家庭医生在线和快速问医生表现积极,开发了针对不同应用平台的多种移动应用,其中微信公众号成为模拟即时通信的重要方式,但并未实现真正的即时通信,而是在微信平台上将网站内容进行加载。

3.2.3　系统搜索功能

(1)39 健康

对检索框进行了双重整合,检索框上方整合综合搜索、疾病搜索、药品搜索、医院搜索和医生搜索,检索框右方整合检索框和问医生,选择不同的搜索有不同的默认相关提示词;在疾病检索中,检索结果指向疾病百科,且可以在疾病百科界面中实现二次搜索,二次搜索范围包括疾病搜索、检查搜索和手术搜索,疾病百科的搜索结果可以根据身体部位、科室、首字母和关键字进行筛选;在药品搜索中,检索结果指向药品通,可以在药品通界面中实现二次检索,且可以通过下拉列表进行中西药、保健品、中药材和家用器械的分类搜索,药品通的检索结果可以根据药品品牌和药品类型进行筛选、根据价格和评价进行排序;在医院检索和医生检索中,检索结果指向就医助手,就医助手可以搜索疾病、医生和医院;综合搜索又名 39 健康搜,则整合了疾病百科、药品通和就医助手的反馈结果,且保持了首页搜索的 5 个分类搜索,在检索结果列表的左边有全部、文章、专题、问答这 4 个分类,默认为全部;在上述任何一个检索中输入关键词,点击问医生检索,则跳转至 39 问医生,跳转后的页面为自动生成的咨询表单,且可以在 39 问医生的搜索框类进行提问或者搜索;网站推荐发帖子咨询医生,也提供在线窗口咨询。

(2)寻医问药网

将检索框进行了整合,将综合、疾病、问答、专家、医院、药品这 6

个检索类整合到同一个搜索框,用户可以在这6个类别中自由切换,针对不同检索有相应的检索提示,如在综合检索中的提示为“您可以找医院、找专家、找药品”,在疾病检索中的提示为“请输入疾病名称”;在检索结果列表中,可以看到复用了整合搜索框,搜索技术为网站自有,只能在本站中进行检索,检索结果主要来自寻医问药网自建的疾病百科和已有的问答帖,网页右边有固定版块显示所搜索疾病的常识;检索结果列表末尾各有1次药品和1个医生推广链接,网站推荐发帖子咨询医生,而在医生诊室里提供在线窗口咨询。

(3)飞华健康网

首页为单独搜索框,框内显示内容为“大家都在搜”;在检索结果列表中,将检索进行了综合、两性、新闻、症状、疾病、医院、专家、药品、药企、问答的分类,共计10个类别,默认综合搜索,选择不同的检索类别,同一检索词得到的检索结果来源不同;搜索技术由百度提供,检索可设置项包括搜该站或搜全网、全文搜索或标题搜索、全部时间或1小时内或1天内或1周内或1个月内、默认相关性排序或按时间排序;可通过发帖提问、电话咨询医生。

(4)家庭医生在线

网站首页的搜索利用下拉框整合综合、资讯、柯大夫等共10个类别,搜索框旁边有推荐搜索词,在首页搜索未输入检索词则不能点击搜索按钮;家庭医生在线搜索与寻医问药类似的整合搜索框,共整合了综合、资讯、疾病、症状、医生、医院、药品、器械库、柯大夫、WHY共计10个类别,并在搜索框下方详细列举了除综合之外的其他9个类别的进一步分类或展示信息,有助于用户进行浏览发现,对检索过程有一定的参考价值;检索结果列表可根据上述10个类别进行筛选。

(5)快速问医生

单独检索框,检索提示被网站宣传语替代;搜索技术由百度提供,可设置搜该站和搜全网;检索结果列表中,将检索进行了问答、药品、整形美容、疾病症状的简单分类,检索结果主要来自快速问医生网站上的问答帖;可通过发帖提问、电话咨询医生。

从检索功能的简单对比来看，39 健康网的检索方式较多，针对不同的检索内容有不同的检索方式，检索划分较为明确，且搜索技术均为自有，比其他的 4 个健康网站的系统搜索功能更强。健康类网站的搜索功能也在不断的完善之中，如家庭医生在线在调查时间范围内，前后的检索功能就有变化，且检索方式和界面都更加友好，可见健康类网站的系统检索功能也需要持续的关注和调查。

3.3　老年人网站

3.3.1　老年人网站分类及典型代表

老年人网站按照网站资源内容，可以分为专题性老年网站和综合性老年网站，专题性老年网站提供某一主题集合下的各种信息，典型代表如为老年人提供健康资讯、长寿保健知识的老年健康网，为老年人提供生活服务的互联网平台——老年人生活服务网，老年文摘报社网站——中国老年网，致力于帮助老年人进行抗衰老知识普及的中国抗衰老学会等网站；综合性的老年网站包括了多种主题范围的内容，代表如爸妈装网、东方老年网、中国离退休网等。

老年人网站按照资源组织方式可以分为导航类老年人网站和非导航老年人网站。导航类老年人网站提供了非导航类老年人网站的链接，并对非导航类老年人网站进行了分类和整理，代表如百度老年搜索、2345 老年导航；任何一个提供具体信息而非其他网站链接的老年人网站就是非导航类老年人网站，非导航类老年人网站占据了老年网站的绝大多数，代表之一如喜乐乐网。

老年人网站按照功能性可以划分为养生保健类老年人网站、交流互动类老年人网站、养老服务类老年人网站。养生保健类老年人网站如 39 老人健康，交流互动类老年人网站如晚霞网、夕阳红论坛和老年人之家，养老服务类老年人网站如人过五十网、养老网和养老中国网(原老年公寓网)等。

此外，老年人网站还可以按照所属地区范围划分为多个地区老年网，如保定老年网、河北老年网和厦门老龄网等。由于老年人网站处于不断的更新过程中，一些新的老年人网站出现，原有的一些老年人网站被淘汰，在某个阶段内一直存在的老年人网站也经历着改名、URL 更换、链接坏死等各种问题，所以无法用分类的方法将所有的老年人网站进行概括。事实上，相比较于健康类网站而言，老年人网站的数目和资源总量较少，影响力不大，网站代表性较弱，作为单独的主体网站类型还有待进一步发展和规范。

3.3.2 资源建设情况

由于尚未出现拥有与健康类网站可比拟的影响力的老年人网站，而且普通的老年人网站与健康类网站拥有诸多重合的内容，本研究内容为老年人健康信息行为，所以选取 39 老人健康网为代表分析老年人健康网站的资源建设情况。

39 老人健康网是 39 健康网中一个老人频道，因此在探讨 39 健康老人网时，将会参考健康网站的资源建设衡量标准，从百度收录、导航分类、主题板块、移动应用这 4 个方面调查其资源建设情况，详见表 3-3。

表 3-3　**39 老人健康网资源建设情况**

百度收录	21 415 个网页，与 39 健康网总体收录比为 21 415/213 339≈1/10
导航分类	双分类、内外导航 5 个向外链接至 39 健康网：老人问答、预约挂号、老人博客、老人自测、排行榜；11 个老年频道内部链接导航：老人保健、老人生活、老人饮食、老人心理、老人健身、老人疾病、老人用品、老人轶事、老人专题、老人社区、糖尿病医院
主题板块	11 个图片新闻、热点、老人话题 PK 台、老人网友最关注、老人博客生活、老人热门话题、保健 · 健身、饮食、生活 · 用品、疾病 · 心理、老人疾病 · 预约挂号
移动应用	无（作为老人频道，不具有单独开发移动应用的必要性，与目标群体需求不符）

注：数据截至 2014 年 10 月 4 日

39 健康网共有 5 个一级类目和 38 个二级类目,从 39 老人频道的网页收录数来看,作为二级类目之一的 39 老人频道网页资源约占 39 健康网网页总量的 1/10,可见在 39 健康网中,老人健康信息还是占据了相对较大的比重。

39 老人健康网采取了双分类导航,其中,第一排的导航除了排行榜以外,均为指向 39 健康网的相对外部链接,老人问答、预约挂号、老人博客和老人自测分别链接至 39 问医生的老年天地、39 就医助手、39 健康博客和 39 自测频道,仅有排行链接至老人每周热文 TOP10;第二排的导航均为老年频道内部链接,除了老人社区和糖尿病医院以外,其他导航类目下均为该分类主题范围内单个网页的集合,老人社区则连接至 39 健康论坛下的家有老人版块,糖尿病医院链接至中国人民武装警察部队武警第三医院的官方网站。

从宏观上看,39 老人健康网的资源建设情况与 39 健康网的资源一脉相承,39 老人健康网内的资源不仅是 39 健康网很重要的一部分,而且 39 老人健康网内还拥有大量的链接供用户进行选择,实现及时且方便的跳转;从微观上看,39 老人健康网作为 39 健康的老人频道,资源本身已经有了明确的主题范围,所以 39 老人健康网内的资源分类数量较少、内容较为具体,用户可以方便地获取信息,从客观上减少了用户迷失在复杂网站中的可能性。

3. 3. 3　系统搜索功能

39 老人健康网的搜索框复用了 39 健康搜,利用下拉列表整合了综合搜索、疾病搜索、药品搜索、医院搜索和医生搜索,同时引用了 39 问医生搜索;检索范围并不限于老人频道,而是全站搜索,因此与 3. 2. 3 节中 39 健康搜的功能一致。

作为 39 健康的一个老人频道,39 老人健康网直接复用 39 健康网的搜索功能是很理所应当,其利弊也是很明显的。如前文所述,39 健康搜的功能很强大,复用 39 健康搜让 39 老人健康网的搜索功能和搜索体验有了保证,但是,由于 39 健康搜是全站搜索,也会导致搜索结果的范围扩大,检索准确度有可能降低,也可能因此影响到老年用户的使用感受。

3.4 图书馆网络健康信息服务

作为信息传播和公益机构的图书馆,充分发挥其提供健康信息的服务作用,积极担负起为我国日渐增多的老年人提供健康信息服务的重要责任。虽然我国一部分图书馆已经开展了针对老年人群的健康信息服务,但是相对于起步较早的国外图书馆,我国图书馆在服务手段和服务内容上仍然存在一定差距和不足。

利用网络调查法对我国国家图书馆和省级市级共 32 所公共图书馆、18 所医学院校图书馆的老年人健康信息服务现状进行调查,主要通过网络访问、电子邮件、在线咨询等方式获取官方网站的相关数据,对公共图书馆和医学图书馆的老年人健康信息服务方式和服务对象进行了梳理,本章节数据获取日期为 2014 年 12 月至 2015 年 4 月。

3.4.1 公共图书馆老年人网络健康信息服务现状

公共图书馆是由政府管理、资助和支持的免费为社会公众服务的图书馆,与专业图书馆不同,其提供非专业图书、公共信息、网络连接和图书馆教育。在老年人健康信息服务方式上,公共图书馆的服务开展概况调查结果见表 3-4。

表 3-4 **我国公共图书馆老年人健康信息服务方式开展概况**

公共图书馆服务方式		提供服务图书馆数	总占比率
序号	网络信息服务		
1	图书馆馆员提供老年人健康相关的即时在线服务	27	84%
2	图书馆网站推荐老年人健康相关链接、医生或医学信息	13	41%
3	图书馆引进老年人健康医学相关的专业数据库	6	19%
4	运用手机短信、电子邮件或微信等方式定时发送医学与健康信息	0	0%

为了明确我国公共图书馆提供老年人健康信息服务情况,在查阅文献和登录网站的基础上,对我国公共图书馆健康信息服务对象的范围进行了调查,详见表 3-5。

表 3-5　**我国公共图书馆提供健康信息服务对象调查情况**

可服务人群	实际服务对象图书馆数目	总占比率
普通公众	32	100%
老年人	15	47%
少儿	29	91%
伤残	12	38%

从调查结果可以看出,我国公共图书馆健康信息服务还处于起步阶段,尤其是针对老年人健康的信息服务方式大多数公共图书馆并未涉及。公共图书馆提供老年人健康信息服务的方式仍以传统信息服务方式为主,服务内容过于单一。

我国公共图书馆健康信息服务对象是所有使用图书馆公共资源的普通公众,其中 91% 的公共图书馆针对少儿群体提供信息服务,而只有不超过半数的公共图书馆提供老年人健康信息服务,这说明面向老年人提供健康信息服务尚未引起我国公共图书馆的足够重视。

3.4.2　医学图书馆老年人网络健康信息服务现状

我国医学院校图书馆健康信息服务正朝着生物医学、信息技术和现代服务业的学科交叉、技术融合方向发展。医学院校图书馆在专业知识方面有着得天独厚的优势,其提供的健康信息更加专深和全面,包括疾病信息、预防保健信息、治疗信息、护理信息等。与公共图书馆健康信息服务方式相对应,所调查的 18 所医学院校图书馆的健康信息服务方式具体开展概况调查结果详见表 3-6。

表 3-6 **我国医学院校图书馆提供老年人健康信息具体服务情况**

医学院校图书馆服务方式		提供服务图书馆数	总占比率
序号	网络信息服务		
1	图书馆馆员提供老年人健康相关的即时在线服务	7	39%
2	图书馆网站推荐老年人健康相关链接、医生或医学信息	18	100%
3	图书馆引进老年人健康医学相关的专业数据库	18	100%
4	运用手机短信、电子邮件或微信等方式定时发送医学与健康信息	2	11%

医学院校图书馆是专业性的信息中心机构,其公益性并不明显,因此,为了得到医学院校图书馆提供老年人健康信息服务的情况,在访问网站和查阅文献的基础上,对我国公共图书馆健康信息服务对象的范围进行了调查,详见表 3-7。

表 3-7 **我国医学院校图书馆提供健康信息服务对象调查情况**

可服务人群	实际服务对象图书馆数目	总占比率
教师、学生	18	100%
医务工作者	3	17%
普通公众	4	22%
老年人	0	0%
少儿	0	0%
伤残	0	0%

通过调查得知,医学学科馆员为用户主动而有针对性地提供健康信息服务是医学院校图书馆的独特优势。其中中国医科大学图书馆与辽宁省图书馆建立医学外文原版图书资源共享、首都医科大学图书馆开设"好医生医学点播课堂"等也是医学院校图书馆开展的特色健康信息服务。但在调查结果中,医学图书馆专门针对老年人

健康的信息服务尚未开展，与我国公共图书馆在这一领域的发展存在一定差距。

我国公共图书馆与医学院图书馆在老年人健康信息服务上的对比详见表 3-8。

表 3-8　**我国公共图书馆与医学院图书馆网络信息服务对比**

图书馆服务方式		公共图书馆	医学院校图书馆	P 值
序号	网络信息服务			
1	图书馆馆员提供老年人健康相关的即时在线服务	27（84%）	7(39%)	0. 003
2	图书馆网站推荐老年人健康相关链接、医生或医学信息	13（41%）	18(100%)	<0. 001
3	图书馆引进老年人健康医学相关的专业数据库	6（19%）	18(100%)	<0. 001
4	运用手机短信、电子邮件或微信等方式定时发送医学与健康信息	0（0%）	2(11%)	0. 125

我国公共图书馆和医学院校图书馆老年人健康信息服务方式对比结果显示，“馆员即时在线服务”“图书馆网站医学信息链接”以及“老年人健康医学数据库”这 3 个老年人健康信息服务方式的 P 值均小于 0. 05，在统计学的意义上可以判断公共图书馆和医学院校图书馆在这 3 项服务方式上是存在差异的，其中提供“馆员即时在线服务”服务方式的公共图书馆明显多于医学院校图书馆，而提供“图书馆网站医学信息链接”和“老年人健康医学数据库”服务方式的医学院校图书馆明显多于公共图书馆。

从服务对象上来看，公共图书馆健康信息服务是面向所有使用图书馆资源的公众，包括青少年、老年人、伤残人士的健康信息服务，其中提供老年人健康信息服务的图书馆百分比为 47%。这说明随着社会人口结构老龄化的发展趋势，我国公共图书馆开始逐渐重视老年人健康信息并提供相关服务。医学院校图书馆健康信息服务人

群主要是面向校内使用图书馆资源的师生，与公共图书馆不同的是，医学院校图书馆尚未提供针对老年人健康的信息服务。

3.5 新媒体环境中的老年人健康信息服务

3.5.1 微博

在微博搜索中以“老人网”“老年网”和“老人健康”为关键词搜索认证用户，去掉不符合为老年人健康进行服务这一条件的其他微博用户，共得到3个认证微博，分别是深圳老年在线、老人网微博和醉夕阳网。

关于老年人网站服务的微博数量少，且仅有的几个微博更新频率不高，除了深圳老年人在线拥有1 000以上的粉丝之外，老人网微博和醉夕阳网都只有略高于100的粉丝数，而深圳老年人在线的微博中，以组团旅游信息和老年人社会问题讨论为主，基本与健康信息无关，可见在微博中进行老年人健康信息服务的主体几乎没有，影响力可以忽略不计。

3.5.2 微信

利用微信公众平台查找关于老年人健康信息服务的公众账号，以“老人健康”“老年健康”“老人保健”和“老年保健”为关键词，所得检索结果可以分析如下：药房、保健食品公司、保健用品公司、医药科技公司等企业的推广公众号占绝大多数，老年服务站和养老院等公益老年服务机构约占小部分，此外还有大型医院、社区服务站、健康网站的部分用户团体等公众号。

在所有的检索结果中进行筛选，去掉不同时符合“老年人”与“健康信息”这两个条件的其他公众号，在剩下的公众号中选择通过认证的，最终得到了3个符合条件的微信公众号，分别是饭米力—老人健康生活、健康云老年疾病问医生、健康云老年痴呆咨询。其中，饭米力—老人健康生活主要提供一些老人可能关心的老照片、健康信息的推送、在线游戏的推广，并不算真正意义上的老年人健康信息服务公众号;健康云老年疾病问医生和健康云老年痴呆咨询是快速问医生网站旗下针对老年群体和老年疾病设置的公众号,包括快速咨询、寻找病友、个人中心三个服务板块,快速咨询板块中可以在微信聊天窗口中实时对话咨询,寻找病友板块和个人中心板块则主要是在微信窗口中加载快速问医生网站的相关网页。

从微信公众号平台中的老年人健康信息公众号调查情况来看,真正为老人提供健康信息服务的公众号少,以公众号为商业推广手段的多;老年人健康网站的公众号少,健康信息相关的公众号多;以老年人健康网站,或者是健康网站为基础的公众号服务功能更多、体验更好;以微信为互动方式的公众号少,提供资源入口的公众号多,以微信为媒介加载互联网网页资源的方式更受青睐。总的来说,老年人健康信息服务在微信平台上还有待进一步发展。

3.5.3　移动应用 APP

在 360 手机助手中检索关于老年人健康信息的应用,检索方法跟微信公众号查找方法一致,筛选条件为软件安装人数大于 100 人,得到结果共计 4 个,详见表 3-9。

表 3-9　　**老年人健康信息应用 APP**

应用	下载次数	作者	更新时间
老年健康	142	合肥梧桐网络技术有限公司	2013.06.17
老年人健康宝典	1 909	来自互联网	2012.07.30
中国老年人客户端	422	北京商企华信息技术有限公司	2013.10.29
老年健康	123	未知	2013.12.18

从统计结果可以看出,关于老年人健康信息的移动 APP 也是很少的,且用户数量少、多为软件公司开发,缺乏专业性、更新频率不高,甚至有可能已经被开发者放弃。就这 4 个老年健康信息 APP 而言,内容以生活信息和保健养生知识为主,用户界面不够细腻美观,

很难引起用户使用的欲望。

总的来说,新媒体环境中的老年人健康信息服务总体并不出色,针对老年人用户群体的新媒体服务很少。老年人健康信息服务是健康信息服务的市场细分,健康类信息服务已经借助移动互联网的东风进入了移动医疗的大潮,但是老年人这个用户群并没有引起足够的关注。从用户群体本身的特征来看,老年人使用新媒体的可能性很小,更降低了信息服务提供商在新媒体领域有所作为的积极性。

无论是微博、微信,还是移动 APP,健康信息服务都已经出现了具有代表性的公众号或者应用,但是老年人健康信息服务领域却没有。但是二者的关系也许能从另一个角度进行考量,既然老年人健康信息属于健康信息范畴的一部分,那么当健康信息服务发展足够成熟的时候,用户细分也会成为必然趋势。正如家庭医生将网站 APP 细分为 25 个,快速问医生将微信公众号细分为 50 多个一样,为老年人用户提供专业的健康信息服务也不无可能。

3.6 老年人网络健康信息查询渠道总结

老年人网络健康信息查询渠道主要包括老年搜索引擎、健康信息类网站、老年人网站、图书馆网站和新媒体 5 个渠道。这 5 个渠道不是单独存在的,相反互相渗透。老年人搜索引擎和图书馆网站提供了健康信息类网站和老年人网站的链接,关于老年人健康信息服务的微博、微信和移动应用则以老年人健康信息网站为基础,是传统的老年人网络健康信息服务的延伸。

从资源上来看,老年搜索引擎和老年网址导航并不提供具体的老年人健康信息,而是提供老年人健康信息网站的链接;健康信息类网站的信息资源包括了特定疾病信息、康复治疗信息、养生保健信息、医疗保障信息和医院就诊信息,其中特定疾病信息多以疾病百科的形式存在于健康网站中,康复治疗信息则与医院就诊信息一起构成了网络医疗的重要组成部分,医疗保障信息多出现在以政府为主体建设的网站上,养生保健信息多存在于健康信息普及的网站中;老年人网站的资源较少，集中在以新闻形式存在的养生保健类信息、以论坛形式存在的交流互动类信息和以企业网络推广形式存在的养老服务信息；图书馆网站的老年人健康信息资源主要包括与老年人健康相关的链接、医生或医学信息和与老年人健康医学相关的专业数据库两种形式，专业性较强；微博、微信和移动应用这些新媒体平台本身并不具有老年人健康信息资源，而是在移动端接入了 PC 端的资源，所以微博、微信和移动应用中所展现的资源，从根本上说是运营者在传统媒体中所拥有的老年人健康信息资源。

从搜索功能上来看，老年人搜索引擎的功能具有双层含义，一是可以搜索老年健康信息相关网站，二是可以直接搜索包含关键词的相关网页。事实上，老年人搜索引擎并不具有真正的健康信息资源，而是以搜索功能作为其本质特点；健康类网站和老年人网站的搜索功能有两种实现方式，一是自有搜索技术，二是借助第三方搜索，由于健康类网站比老年人网站建设得更为完善，所以健康类网站的系统搜索功能整体上比老年人搜索功能更强大；图书馆网站提供的老年人健康信息资源分为网站链接和数据库两种，与老年人健康信息相关的专业数据库搜索功能比较完善，和其他学术类数据库一样，需要使用者拥有较丰富的检索经验和较高的检索技巧；微博、微信和移动应用等新媒体的检索功能比较特殊，作为移动网络健康信息入口，老年人网络健康信息服务账号和应用与各自所属的新媒体平台检索方式有着一脉相承的关系，同类型的服务账号检索功能一致。

从关系上来看，老年人搜索引擎是其他渠道的入口，尤其可以将用户引领到健康类网站和老年人网站上去；健康类网站和老年人网站的资源有部分重复，不同网站两两之间的资源重复情况又不相同，但是从总体上来看，现实中的健康类网站资源更丰富，发展更完善，这一现状又影响了二者在新媒体环境中进行移动网络健康信息服务的发展，所以大体上可以将老年人网站作为健康类网站中的一种进行研究；新媒体环境中的老年人健康信息服务账号和应用缺乏与传统网站之间的延续性，也就是说，老年搜索引擎、健康类网站和老年人网站中的典型网站并没有在新媒体环境中开发出具有代表性的服

务账号和手机应用;图书馆网站上所提供的与老年人健康信息相关的网页链接和专业数据库并没有针对老年人这一特定人群,虽然其中的信息资源质量高,但是并没有为老年人所用,与其他渠道相比,反而形成了“信息孤岛”效应。

第 4 章　老年人网络健康信息查询行为调查分析

4.1　调查设计

4.1.1　研究方法

本研究采用结构化问卷调查的方法,测量老年人网络健康信息查询过程中的行为特点,并用年轻人群体作为对比组。问卷调查完成后,采用定量统计分析方法分析问卷数据,利用 SPSS19.0 统计软件对问卷数据进行分析包括:所有问卷题目的描述性分析,老年人与年轻人的网络健康信息查询行为对比分析,老年人网络 HISB 相关性分析和聚类分析。

问卷调查工作是在 2014 年 11—12 月之间开展的。对于老年人群体(要求年龄:女 55 岁及以上,男 60 岁及以上),调查要求曾经使用过网络查找过健康信息,我们采用面对面的形式发放问卷并填写,以便于为一些老年人解释不明白的问卷题目,共发放 200 份调查问卷,有效回收 190 份,被调查的老年人来自于武汉大学内的 3 个老年人活动中心及周围的社区。对于年轻人群体(年龄:16~30 岁),利用网络(问卷星平台)发放调查问卷,有效回收问卷 190 份。

4.1.2 问卷设计

4.1.2.1 问卷结构确定——基于健康信息查询的过程

丁韧综合分析比较了网络信息查询行为相关模型的结果发现：在研究视角的选择上，采用行为阶段视角构建行为模型最为普遍；在研究重点上，近年来的相关模型注重将搜索任务、用户情感认知、搜索行为模式纳入其中①。从其他学者提出的网络健康信息查询行为模型（本研究第二部分）来看，还没有从健康信息查询行为阶段角度建立模型。借鉴先前的研究，笔者把网络健康信息查询的过程划分为五个行为阶段：动机、健康信息需求、健康信息获取渠道、网络健康信息查询行为、健康信息利用，并以此作为问卷结构的依据。

已有健康信息查询行为研究从多角度分析 HISB 中的相关因素和变量。如 A.E. Anker 等综述了 1978—2010 年关于健康信息查询研究的 129 篇文章，总结了研究通常关注的变量 ②（见表 4-1），并认为很多案例、方法和设计的研究目的是确定查询或是不查询健康信息的群体特征。结合笔者之前提出的网络 HISB 行为过程五个阶段即健康信息查询动机、健康信息需求、健康信息获取渠道、网络健康信息查询行为、健康信息利用以及基本人口学调查，我们把问卷分为六部分。

（1）人口学基本变量

HISB 研究通常通过测量健康信息查询者的"基本人口学变量"，用于分析查询/不查询健康信息的不同人群的"特征"。借鉴之前的相关研究并结合本研究特点，笔者调查了年龄、性别、受教育程度、之前的职业、居住状况、健康状况、计算机熟练程度、网络健康信息查询频繁程度、查询健康信息的渠道这 9 个基

---

① 丁韧. 网络信息搜索行为研究——以我国高校学生为例［M］. 武汉：武汉大学出版社，2013.

② Anker A. E., Reinhart A. M., Feeley T. H.. Health Information Seeking: A Review of Measures and Methods［J］. Patient Education and Counseling, 2011, 82(3): 346-354.

本特征。

表 4-1　**健康信息查询相关研究变量**

预先的特征		参与健康信息查询		行为相关结果
1)年龄 2)健康信息需求 3)教育程度 4)健康素养 5)查询健康信息目的 6)心理控制 7)健康状况 8)种族 9)查找健康信息的原因 10)病人—健康信息提供者关系满意度 11)性别	⇨	1)健康信息查询/自我效能感的障碍 2)利用信息源的频繁度 3)健康信息查询内容 4)信息/信息源可信度 5)信息源/渠道的利用 6)健康信息满意度	⇨	1)依附性 2)第二意见需求 3)与医生讨论健康信息 4)病人满意度 5)自我诊断 6)治疗决策制定

(2)健康信息查询动机

健康领域专家 Sylvie D. Lambert 提出了个体查询健康信息时会处于的三种情境[①]:①处理健康危险状况,它是以问题为中心的应对策略,查询者将注意力集中健康危险状况上,促使引导查询者更多地重视压力因素以解决健康风险;②参与医疗决策,信息查询可帮助参与健康决策,了解治疗方案,减少抉择时的不确定因素和疑惑,决定合适方案;③改变或预防不良健康行为,信息查询行为被认为是影响个体决定参与健康生活方式或预防不良健康行为的重要因素,足够的网络健康信息更有可能激发查询者在健康实践方面做出积极改变。这三种健康情境包含一般人群在查询健康信息时的所有动机,故笔者用这三种情境作为老年人群体健康信息查询的

① Lambert S. D., Loiselle C. G. Health Information-seeking Behavior [J]. Qualitative Health Research, 2007,17(8):1006-1019.

动机。

除此之外，Rajani S. Sadasivama 等研究表明，56%（$N=1250$）的健康信息查询者通过网络为他人查询健康信息，这些人通常有较好身体状况或是常常照顾患病家属①。相较其他人群，老年人身边有更多患有慢性病的亲人/朋友，因此本研究把“通过网络为亲人朋友查找健康信息”作为第四种健康信息查询动机。

（3）健康信息需求

本研究（第二部分）将老年人常见的健康信息需求分为以下五类：特定疾病信息、康复治疗信息、养生保健信息、医院就诊信息和医疗政策信息。特定的疾病信息多指与老年人相关的常见病的病因、症状和疾病禁忌等信息，如糖尿病的病因等。康复治疗信息指的是疾病具体的治疗方案方法、药物使用、替代疗法等。养生保健信息指的是老年人养生防老等方面的信息，包括营养膳食、健身运动、身体检查等方面信息。医院就诊信息则体现在关于某医院或者某类型医院、医生等方面的信息，如医院的优势科室等。医疗保障信息指的是国家相关政策制度以及老年看护等方面的信息，如合作医疗、老人院等。故问卷中“健康信息需求”部分即为上述 5 个需求的题目。

（4）健康信息获取渠道

本书第三部分通过对老年人获取网络健康信息的渠道进行调查，将我国老年人网络健康信息查询的主要渠道分为以下几个类别：第一类是通过搜索引擎或者导航网站的老年人服务查找或浏览网页健康信息，如百度的老年搜索；第二类是通过浏览具体的网络健康信息门户网站获取所需网络健康信息，如 39 健康网；第三类是通过访问具体的老年人信息门户网站获取所需网络健康信息，如喜乐乐网；第四类是利用图书馆的网络健康信息数据库服务；第五类是利用新媒体，如微信、微博和移动应用获取网络健康信息。由于一些老年人

① Sadasivam R. S., Kinney R. L., Lemon S. C., et al. Internet Health Information Seeking is a Team Sport: Analysis of the Pew Internet Survey[J]. International Journal of Medical Informatics, 2013, 82(3): 193-200.

计算机水平不高,会求助亲朋从网上查找信息,因此增加了求助亲朋这一途径的题目;此外,我国的专门老年人信息门户网站不普及而很少被利用,笔者舍弃了这个渠道的题目。综上,问卷中“健康信息获取渠道”部分包含:从亲朋好友帮忙查找网络健康信息、健康门户类网站、搜索引擎、图书馆、新媒体 5 种途径获取信息的题目。

(5)网络健康信息查询行为

从一般的信息搜索行为模型来看,甘利人等提出的数据库用户信息搜索行为三阶段模型,将用户的实际搜索行为过程总结为“任务驱动——信息源选择——概念、检索式及检索方式选择——浏览与反馈选择——信息提取”的循环往复过程。借鉴其研究,并结合老年人问卷调查特点即无法问及详细网络检索过程,笔者把网络健康信息查询过程部分问卷分为认知及自我效能感、健康信息查找方式、健康信息浏览与评价、健康信息查找障碍四部分(详见附录 1)。

(6)健康信息利用

Sylvie D. Lambert 等认为查找健康信息是提升健康活动和对疾病的心理适应的一种重要策略,他们综述了 1982—2006 年间健康信息查询行为相关的 100 篇论文和 5 本书,提出了健康信息查询行为后的相关结果:①认知改变,主要是指健康相关知识的提高等;②行为改变,包括自我护理能力提高及养成自身健康习惯等;③身体状况提高,指生活质量提升等;④情感安慰,是指健康信息缓解疾病等带来的不良情绪。笔者把这 4 个行为结果作为健康信息利用的题目,此外还加上“利用获得的健康信息与医生交流”和“帮助亲朋好友”两项,共 6 道题目。

4.1.2.2　问卷组成部分

根据第一部分问卷的设计,我们把问卷设计为 6 大部分,组成依次是:基本人口学变量、健康信息查询动机、健康信息需求、健康信息获取渠道、网络健康信息查询行为和健康信息利用,共 48 道题目,其中第五部分“网络健康信息查询行为”又分为 4 小部分:自我效能感与认知、查找方式、浏览与评价和查找障碍(详见附录 1)。此外,问卷的第一部分“基本人口学变量”中第 9 题为多选题,其他均为单选题，其余五部分采用里克特5级量表（用“坚决反对”“比较反对”“中立”“比较同意”“非常同意”依次表示被调查者对每道题目赞同从低到高的态度）进行测量。

由于问卷中题目数量和内容较长，不便于后续分析与描述时引用，因此笔者把问卷的内容简化为字母“编码”和中文“简要词句”，本章此后的分析部分都按照表4-2中的对应关系，用编码或者简要词句代替问卷对应的部分，不再赘述。

表4-2 **试卷题目编码**

编码	简要词句	问卷题目
Sex	性别	您的性别
Age	年龄	您的年龄
Pro	职业/专业	您之前的职业
Dwell	居住	您目前的居住情况
Edu	教育程度	您所受的教育程度
Health	身体状况	您目前的身体健康状况
Skill	计算机熟练度	您对计算机操作的程度
Freq	查找健康信息频繁度	您通过网络查找健康信息的频繁程度
Channel	获取渠道	第一部分：您一般通过什么渠道查找健康信息
C1	家人朋友	家人朋友
C2	医务人员	医务人员
C3	报纸杂志	报纸杂志
C4	电视广播	电视广播
C5	网络	网络
C6	其他	其他

续表

编码	简要词句	问卷题目
D	动机	第二部分:网络健康信息查询动机
D1	身体欠佳	我在身体健康状况出现问题时上网查找信息
D2	疾病治疗	我在疾病治疗过程中会上网查找健康信息
D3	饮食保健	我在日常饮食保健需要时会上网查找健康信息
D4	帮助他人	我在亲朋身体健康出现问题时上网查找健康信息
X	需求	第三部分:网络健康信息需求
X1	特定疾病	我最为关注网络上关于特定疾病的信息
X2	康复治疗	我最为关注网络上疾病的康复治疗类信息
X3	养生保健	我最为关注网络上有关养生、运动保健的信息
X4	医疗就诊	我最为关注网络医疗就诊如医院、医生相关信息
X5	医保政策	我最为关注网络上有关国家医疗保障制度信息
Q	渠道	第四部分:网络健康信息获取渠道
Q1	求助亲朋	我倾向求助亲朋好友从网上帮我查找健康信息
Q2	门户网站	我倾向通过健康门户网站查找健康信息
Q3	搜索引擎	我倾向通过搜索引擎查找健康信息(如百度)
Q4	图书馆	我倾向通过图书馆提供的数据库查找健康信息
Q5	新媒体	我倾向用微信、手机应用等新媒体获取健康信息
Q6	问答社区	我倾向健康网站问答社区(在线聊天)获取信息
W	行为	第五部分—网络健康信息查询行为
WR	认知	五(1)自我效能感和认知
WR1	搜索容易	我认为通过网络查找所需的健康信息很容易
WR2	目标明确	我对于通过网络要找到什么样的健康信息很明确
WR3	知识充足	我对健康医疗相关的专业知识了解很多

续表

编码	简要词句	问卷题目
WR4	轻松愉悦	我在使用网络查找健康信息的过程中感觉很轻松愉悦
WC	查找	五(2)查找方式选择
WC1	有目的搜索	我倾向有目的性地从网络上搜索健康信息
WC2	泛泛浏览	我倾向泛泛地在网络上浏览健康信息
WC3	阅读推送信息	我倾向阅读网站或手机应用软件推送的健康信息
WC4	构造搜索式容易	我认为构造一个搜索式是很容易的
WC5	甄选搜索结果	我能从搜索引擎反馈的结果列表中选择出正确结果
WL	浏览	五(3)浏览与评价
WL1	快速识别广告	我在浏览网页健康信息过程中能快速识别广告类信息
WL2	可理解度高	我认为网络上健康信息的可理解程度很高
WL3	可信度高	我认为网络上的健康信息的可信程度很高
WL4	信息容易获取	我认为网络健康信息非常容易获取
WZ	障碍	五(4)网络健康信息查询的障碍
WZ1	计算机操作	我在健康信息查询中的障碍是计算机操作不熟练
WZ2	知识缺乏	我在健康信息查询中的障碍是医疗健康知识缺乏
WZ3	经验不足	我在健康信息查询中的障碍是查询经验不足
WZ4	缺少渠道	我在健康信息查询中的障碍是不了解获取的渠道
WZ5	信息甄别	我在健康信息查询中的障碍是网络信息的甄别
L	利用	第六部分:健康信息的利用
L1	增加知识	查询健康信息后,我的医疗健康方面知识有明显提高

续表

编码	简要词句	问卷题目
L2	培养习惯	查询健康信息后,使我日常的健康行为习惯变得更好
L3	提升健康	查询健康信息后对提升我身体健康状况有很大帮助
L4	参与医疗	查询健康信息后,使我更积极参与医疗健康决策制定
L5	情绪积极	查询健康信息后,使我的情绪变得很积极向上
L6	帮助亲朋	查询健康信息后,我能够很好帮助亲朋好友

4.1.2.3　问预测试与修改

问卷设计完成后,分别找 4 位老年人和 4 位年轻人进行问卷题目的认知测试,过程是让他们填写问卷的同时说出对问题的一些不理解之处。根据他们的反馈修改问卷,主要做了以下修改:

①第二部分健康信息需求改为 5 个题目,把原来包含每类健康信息需求小类的 13 个题目更改为 5 大类信求,因为过于详细的需求题目让老年人觉得过于繁琐且没有耐心分辨其中的差别。

②更改里克特 5 级量表的表述方式,原来是“非常不同意”“比较不同意”“一般同意”“比较同意”“非常同意”,被测试人员认为这几项描述不好区分都带有同意的倾向,因此改为“坚决反对”“比较反对”“中立”“比较同意”“非常同意”。

③在一些题目后增加解释或举例,如健康信息获取渠道题目“我倾向通过搜索引擎查找健康信息”后面加上“如百度”以利于老年人理解。

④更改一些不利于老年人理解的词句,如原来的“APP”改为手机应用程序等及一些语句的顺序。

4.1.3　调查对象

老年人群体和年轻人群体的被调查人员的基本情况如表 4-3,

表 4-4,表 4-5 所示。

表 4-3　　　　　　　　**老年人群体基本特征**

变量	频数	百分比(%)
Sex:性别		
男	49	25.8
女	141	74.2
Age:年龄		
55~60 岁	76	40.00
61~65 岁	60	31.58
66~70 岁	26	13.68
71~75 岁	14	7.37
76 岁以上	14	7.37
Pro:职业		
行政管理	68	35.79
医护人员	14	7.37
教育工作者	53	27.89
商人	5	2.63
技术人员	35	18.42
其他	15	7.89
Dwell:居住		
与家人居住	168	88.42
独自居住	20	10.53
养老机构居住	1	0.53
其他	1	0.53
Edu:教育程度		
小学及以下	0	0
初中或中专	27	14.21
高中或大专	86	45.26
本科	69	36.32
硕士研究生及以上	8	4.21
Health:身体状况		
长期患有疾病	9	4.74
经常感到不适	12	6.32
一般	72	37.89
比较好	84	44.21
非常好	13	6.84
Skill:计算机熟练度		
非常不熟练	10	5.26
比较不熟练	24	12.63
一般	100	52.63
比较熟练	50	26.32
非常熟练	6	3.16
Freq:查找频繁度		
非常不频繁	15	7.89
比较不频繁	32	16.84
一般	99	52.11
比较频繁	39	20.53
非常频繁	5	2.63

表 4-4　　　　老年人查找健康信息的渠道

Channel：渠道	频次	百分比(%)
C1：家人朋友	65	34. 21
C2：医务人员	89	46. 84
C3：报纸杂志	59	31.05
C4：电视广播	97	51.05
C5：网络	104	54. 74
C6：其他	5	2. 63

表 4-5　　　　年轻人群体基本特征

变量	频数	百分比(%)	变量	频数	百分比(%)
Sex：性别			一般	53	27. 89
男	84	44. 21	比较好	85	44. 74
女	106	55. 79	非常好	44	23. 16
Age：年龄			Skill：计算机熟练度		
16~20	13	6. 84	非常不熟练	2	1.05
21~25	168	88. 42	比较不熟练	13	6. 84
26~30	9	4. 74	一般	79	41. 58
Pro：专业			比较熟练	79	41. 58
人文社科类	100	52. 63	非常熟练	17	8. 95
理科	19	10	Freq：查找频繁度		
工科	38	20	非常不频繁	9	4. 74
医学	7	3. 68	比较不频繁	58	30. 53
农学	0	0	一般	82	43. 16
其他	26	13. 68	比较频繁	32	16. 84
Edu：教育程度			非常频繁	9	4. 74
高中或大专	25	13. 16	Channel：渠道		
本科	81	42. 63	C1：家人朋友	84	44. 21
硕士研究生	82	43. 16	C2：医务人员	92	48. 42
博士研究生	2	1.05	C3：报纸杂志	43	22. 63
Health：身体状况			C4：电视广播	46	24. 21
长期患有疾病	0	0	C5：网络	152	80
经常感到不适	8	4. 21	C6：其他	11	5. 79

4.2 老年人网络健康信息查询行为特点分析

本研究的调查对象为湖北省武汉市武汉大学附属老年大学和校内社区的退休老年人,共200位老年人参与本次调查,其中有效问卷为190份。调查问卷共分为6个部分,依次为人口学变量、网络健康信息查询动机、网络健康信息需求类型、网络健康信息获取渠道、网络健康信息的查询行为和网络健康信息的利用。笔者利用SPSS统计软件对问卷分别进行了信度和效度的分析,并对收集到的调查问卷做了进一步的数据处理,分别进行了单因素分析、相关分析和回归分析,以了解被调查老年人的综合状况,并分析各个变量的分布特点及相互间的关系。

4.2.1 信度效度分析

笔者利用SPSS软件对本研究的调查问卷和样本质量分别进行了信度和效度分析,结果如表4-6,表4-7所示。

表4-6 **信度分析**

Cronbach's Alpha	Cronbach's Alpha Based on Standardized Items	N of Items
	.919	39

表4-7 **效度分析**

Kaiser-Meyer-Olkin Measure of Sampling Adequacy.		.864
Bartlett's Test of Sphericity	Approx. Chi-Square	4323.910
	df	741
	Sig	.000

通过信度分析表格看出,Alpha信度系数为0.919,表示量表的信度很好。效度分析表格显示,KMO检验值为0.864>0.8,说明样本取样足够度大。Bartlett's Test of Sphericity检验的显著性水平为

0. 000,说明检验是显著的。因此,本研究的调查问卷设计合理,且样本取样充足,具备开展进一步数据分析的基础和一定的研究意义。

4. 2. 2　样本数据的总体特征

表 4-8 显示了样本中老年人群体基本特征。

表 4-8　**老年人群体基本特征**

变量	频数	百分比(%)	变量	频数	百分比(%)
Sex:性别			初中或中专	27	14. 21
男	49	25. 8	高中或大专	86	45. 26
女	141	74. 2	本科	69	36. 32
Age:年龄			硕士研究生及以上	8	4. 21
55~60 岁	76	40.00	Health:身体状况		
61~65 岁	60	31. 58	长期患有疾病	9	4. 74
66~70 岁	26	13. 68	经常感到不适	12	6. 32
71~75 岁	14	7. 37	一般	72	37. 89
76 岁以上	14	7. 37	比较好	84	44. 21
Pro:职业			非常好	13	6. 84
行政管理	68	35. 79	Skill:计算机熟练度		
医护人员	14	7. 37	非常不熟练	10	5. 26
教育工作者	53	27. 89	比较不熟练	24	12. 63
商人	5	2. 63	一般	100	52. 63
技术人员	35	18. 42	比较熟练	50	26. 32
其他	15	7. 89	非常熟练	6	3. 16
Dwell:居住			Freq:查找频繁度		
与家人居住	168	88. 42	非常不频繁	15	7. 89
独自居住	20	10. 53	比较不频繁	32	16. 84
养老机构居住	1	0. 53	一般	99	52. 11
其他	1	0. 53	比较频繁	39	20. 53
Edu:教育程度			非常频繁	5	2. 63
小学及以下	0	0			

从表 4-8 可以看出,本研究的 190 位调查对象中男性和女性分别为 49 位和 141 位,男女所占比重分别为 25.8%和 74.2%。调查对象的年龄集中在 55~65 岁,占被调查对象总数的 71.6%。由于本研究的调查对象多为武汉大学附属老年大学的老年人,调查对象退休前多为学校的行政管理人员和教育工作者。调查对象中与家人共同生活的老人占有绝对优势,为 88.4%。调查对象普遍接受了良好的教育,多为高中或大专和本科学历,高中及以上学历的老年人所占比重为 85.8%,没有小学及以下学历的老年人。调查对象的身体状况处于一般及以上的老年人为 169 位,占总人数的 88.9%。老年人的计算机操作熟练程度和网络查询健康信息的频繁程度“一般”情况占有较大比重,分别为 52.6%和 52.1%(见表 4-8)。

通过表 4-9 可以看出,在老年人查找健康信息的渠道中,网络、电视广播和医务人员依次排在前三位,选择频次分别为 104、97 和 89。可见,通过网络这一渠道查找健康信息在老年人中较为普遍,电视广播和医务人员两种传统的健康信息获取渠道也较为受欢迎。

表 4-9 **老年人查找健康信息的渠道**

Channel:渠道	频次	百分比(%)
C1:家人朋友	65	34.21
C2:医务人员	89	46.84
C3:报纸杂志	59	31.05
C4:电视广播	97	51.05
C5:网络	104	54.74
C6:其他	5	2.63

4.2.3 老年人网络健康信息查询行为的特点分析

笔者对老年人网络健康信息查询行为的特点分析中,使用的是各变量均值与中间值的比较分析和 SPSS 中的单因素方差分析(ANOVA)指令。单因素方差分析又称“变异数分析”。通过使用

ANOVA 指令,找出各组之间的显著性差异,从而总结出不同的人口学变量对各个部分的影响。在 ANOVA 表中,第 2 列表示偏差平方和(Sum of Squares),第 3 列表示检验统计量的自由度(df),第 4 列表示均方(Mean Squares),是偏差平方与自由度的商,第 5 列的 F 分布的观测值,最后一列则为 F 分布的观测值对应的概率 P 值,即 Sig 值。

Sig 值反映的是可控因素对研究结果影响力的大小,即影响的显著性,其直接体现的是各组之间差异的显著性。这种显著性主要体现在 Sig 值的大小上,当 Sig 值小于给定的显著性水平 0.05 时,应拒绝原假设,表明具有不同特征的人群的网络健康信息查询行为具有显著性差异,即人口学变量对老年人的网络健康信息查询行为影响显著。

因此,笔者将 SPSS 统计软件的数据分析结果分别进行整理,总结出老年人网络健康信息查询行为的特点。首先,表 4-10 为笔者统计出的各变量均值。

表 4-10　**各变量均值分析**

变量	均值	变量	均值
D:动机		WC:查找	
D1:身体欠佳	3.60	WC1:有目的搜索	3.88
D2:疾病治疗	3.54	WC2:泛泛浏览	3.43
D3:饮食保健	3.66	WC3:阅读推送信息	3.16
D4:帮助他人	3.65	WC4:构造搜索式容易	3.49
X:需求		WC5:甄选搜索结果	3.59
X1:特定疾病	3.45	WL:浏览	
X2:康复治疗	3.47	WL1:快速识别广告	3.54
X3:养生保健	3.75	WL2:可理解度高	3.52
X4:医疗就诊	3.48	WL3:可信度高	3.22
X5:医保政策	3.69	WL4:信息容易获取	3.65

续表

变量	均值	变量	均值
Q:渠道		WZ:障碍	
Q1:求助亲朋	3.31	WZ1:计算机操作	2.94
Q2:门户网站	3.33	WZ2:知识缺乏	2.90
Q3:搜索引擎	3.75	WZ3:经验不足	2.79
Q4:图书馆	3.01	WZ4:缺少渠道	2.85
Q5:新媒体	3.30	WZ5:信息甄别	2.81
Q6:问答社区	3.09	L:利用	
WR:认知		L1:增加知识	3.83
WR1:搜索容易	3.80	L2:培养习惯	3.89
WR2:目标明确	3.84	L3:提升健康	3.77
WR3:知识充足	3.53	L4:参与决策	3.62
WR4:轻松愉悦	3.70	L5:积极向上	3.82
		L6:帮助亲朋	3.88

通过表4-10可以看出:①健康信息查询动机的均值均在3.5以上,这说明老年人在以上四种情况下,均会采用通过网络查找健康信息的方式,满足相应的信息需求。②在健康信息需求类型中,老年人对于“养生保健类”信息的关注度最高,其均值为3.75,其次为“医保政策”类信息;对于“特定疾病类”“康复治疗类”“医疗就诊类”健康信息的关注度相对较低,但也在均值3以上。③老年人在信息获取渠道的选择上,明显倾向于“搜索引擎”,其均值高达3.75,这说明老年人的计算机熟练程度较高,搜索引擎成为老年人获取健康信息的重要工具。④老年人普遍认为自己在利用网络查找健康信息的过程中“自我效能感和认知”良好,说明老年人对于利用网络获取健康信息这一渠道应用熟练,且对自身的信息查询能力较为自信。⑤老年人倾向于“有目的性地查找健康信息”,且能从众多搜索结果中选出正确的结果,这说明老年人对于网络和海量的网络信息有一定的驾驭能力。⑥对于网络健康信息的可信程度,老年人并不是十分看好,均值仅为3.22,而对于网络健康信息的理解和获取相对容易,也刚好印证了上述老年人良好的自我效能感和认知。⑦老年人在利用网络获取健康

信息的过程中还存在诸多障碍,计算机操作不熟练基本不属于老年人查询健康信息的障碍,说明现如今的老年人具备了一定的计算机操作能力。然而,其中最大的障碍是查询经验的不足,说明在日常生活中缺乏充足的查询经历,缺乏一定的技巧,这在一定程度上影响了老年人查询健康信息的效果。⑧老年人对于网络健康信息的利用效果良好,不仅能丰富自己的健康知识、提升自身的积极情绪,还能从实际上改变自身的健康行为,提高健康状况,更能够帮助身边的亲朋好友。这说明,老年人对于网络健康信息的查询行为高度认可,并能够充分利用网络这一便捷的手段,为自己和他人的生活带来方便。

综上,老年人的网络健康信息查询效果良好。

4.2.3.1 老年人网络健康信息的查询动机

为了总结出不同的人口学变量对老年人的网络健康信息查询动机的影响,笔者先将“D:动机”部分作为整体,使用单因素方差分析指令分析人口学变量对整体动机的影响;后将人口学变量对具体四种动机的影响进行分析,具体结果见表 4-11。需要说明的是,其后四部分的影响关系和特点分析均遵循此方法,笔者不再赘述。另外,将 P 值小于 0.05 的值,用“ * ”标注,并将 P 值小于 0.01 的值,用“ ** ”加以标注。(HI = Health Information,健康信息)

表 4-11　**查询动机的差异性分析(简表)**

变量	Sig 值	变量	Sig 值
Age:年龄	.000**	Health:身体状况	.629
Pro:职业	.667	Skill:计算机熟练度	.000**
Dwell:居住	.018*	Freq:查询 HI 频繁度	.000**
Edu:教育程度	.118	C5:网络	.000**

通过表 4-11 可以看出,老年人的“年龄”“居住情况”“计算机操作熟练程度”“利用网络查询健康信息的频繁程度”和“通过网络获取健康信息”这 5 个变量的 P 值均小于 0.05,拒绝原假设,表明这 5 个人口学变量的不同对老年人“利用网络查询健康信息的动机”有

显著差异。具体差异,见表4-12,表4-13。

表4-12　　**查询动机的差异性分析(详表)**

变量 \ Sig值 \ D动机	D1 身体欠佳	D2 疾病治疗	D3 饮食保健	D4 帮助他人
Age:年龄	.030*	.000**	.007**	.001**
Dwell:居住	.039*	.010*	.337	.032*
Skill:计算机熟练度	.001**	.000**	.001**	.001**
Freq:查询HI频繁度	.000**	.000**	.000**	.000**
C5:网络	.000**	.007**	.001**	.001**

表4-12同样表明,老年人的"性别""年龄""居住情况""计算机操作熟练程度""利用网络查询健康信息的频繁程度"和"通过网络获取健康信息"的不同均对"老年人利用网络查询健康信息的动机"有显著差异。其中,"居住情况"的不同对老年人"在日常饮食保健中会上网查询健康信息"这一动机没有显著差异。

表4-13　　**人口学变量对查询动机均值的显著差异**

变量	查询动机均值	变量	查询动机均值
Age:年龄		非常不熟练	2.60
55~60岁	3.76	比较不熟练	3.04
61~65岁	3.73	一般	3.67
66~70岁	3.41	比较熟练	3.98
71~75岁	3.73	非常熟练	3.67
76岁以上	2.54	Freq:查找HI频繁度	
Dwell:居住		非常不频繁	2.27
与家人居住	3.69	比较不频繁	3.26
独自居住	3.04	一般	3.69
养老机构居住	2.25	比较频繁	4.19
其他	3.00	非常频繁	3.90
Skill:计算机熟练度		C5:网络	3.88

从以上动机的均值表可以看出:①55~75 岁的老年人通过网络查询健康信息的动机普遍比较强,其中 55~60 岁的老人动机最为强烈。然而,76 岁以上的老年人利用网络查询健康信息动机最弱。这种情况的出现,与老年人自身的生理特点有关,年龄的增长对老年人熟练地利用网络获取信息提出了挑战。②在养老机构居住的老年人查询健康信息的动机不足,原因可能是养老机构疗养设施的及时和完善。③大体上,老年人计算机操作熟练程度与其查询动机相关,操作“比较熟练”的老年人在网络上查询健康信息的动机最强。④老年人查询健康信息频繁时,其动机也较强,这也在一定程度上说明了老年人查询健康信息的目的性。⑤老年人利用网络查询健康信息时,动机为 3. 88,这说明了老年人对于网络的接受与认可,且上网查找信息具有目的性。

综合以上数据分析结果,我们可以得出“计算机熟练程度高”“利用网络查询健康信息频繁程度高”和习惯“通过网络获取健康信息”的老年人,在任何动机下都倾向于通过网络查找健康信息,这恰恰说明了网络在老年人中已经深入人心,老年人积极主动地跟随科技发展步伐。网络的出现,丰富了老年人获取信息的方式,甚至对其日常生活产生不可替代的积极影响。

4. 2. 3. 2　老年人网络健康信息的需求类型

通过表 4-14 可以看出,老年人“利用网络查询健康信息的频繁程度”的 P 值 0.007<0.05,拒绝原假设,表明“利用网络查询健康信息的频繁程度”的不同对老年人的“网络健康信息需求”有显著差异。

表 4-14　**信息需求的差异性分析(简表)**

变量	Sig 值	变量	Sig 值
Age:年龄	. 540	Health:身体状况	. 448
Pro:职业	. 828	Skill:计算机熟练度	.065
Dwell:居住	. 263	Freq:查询 HI 频繁度	.007**
Edu:教育程度	. 800	C5:网络	. 134

从表4-15可以看出,老年人“利用网络查询健康信息的频繁程度”对老年人的“网络健康信息需求”有显著差异,即这个变量对健康信息需求类型影响显著。具体表现在:利用网络查询健康信息的频繁程度越高的老年人,对于“康复治疗类信息”和“养生保健类信息”的需求度更大。

表4-15 **信息需求的差异性分析(详表)**

变量 \ Sig 值 \ X 需求	X1 特定疾病	X2 康复治疗	X3 养生保健	X4 医疗就诊	X5 医保政策
Freq:查询 HI 频繁度	.165	.021*	.000**	.089	.211

通过表4-16可以看出:①无论老年人利用网络查找健康信息与否,其对于“康复治疗类信息”和“养生保健类信息”的关注均在均值3以上,表明老年人对于这两类信息的重视。②利用网络查找健康信息“比较频繁”的老年人,对于养生保健类信息的关注度最高,其查询信息的目的性强。③不经常使用网络查找健康信息的老年人,对于“康复治疗类信息”和“养生保健类信息”仍具有很高的需求,这说明了老年人对网络的利用还有待进一步提高。

表4-16 **人口学变量对养生保健类信息需求均值的显著差异**

变量	X2 康复治疗均值	X3 养生保健均值
Freq: 查找 HI 频繁度		
非常不频繁	3.00	3.07
比较不频繁	3.53	3.91
一般	3.43	3.70
比较频繁	3.67	4.03
非常频繁	3.80	3.08

综合以上数据分析结果,我们可以得出:老年人在利用网络查询健康信息过程中,查询最为频繁和最为关注的健康信息是康复治疗类和养生保健类的信息。

4.2.3.3　老年人网络健康信息的获取渠道

通过表 4-17 可以看出，老年人的“受教育程度”和“身体健康状况”的 P 值均小于 0.05，拒绝原假设，表明“受教育程度”和“身体健康状况”的不同对老年人的“网络健康信息获取渠道”有显著差异。

表 4-17　　信息获取渠道的差异性分析(简表)

变量	Sig 值	变量	Sig 值
Age：年龄	.597	Health：身体状况	.049*
Pro：职业	.396	Skill：计算机熟练度	.197
Dwell：居住	.592	Freq：查询 HI 频繁度	.071
Edu：教育程度	.007**	C5：网络	.308

从表 4-18 可以看出：①老年人“受教育程度”的不同，选择获取网络健康信息的渠道也有所不同。②老年人“身体健康状况”的不同，对是否从“健康门户网站”获取健康信息有显著差异。

表 4-18　　信息获取渠道的差异性分析(详表)

Q 渠道 / 变量 Sig 值	Q1 求助亲朋	Q2 门户网站	Q3 搜索引擎	Q4 图书馆	Q5 新媒体	Q6 问答社区
Edu：教育程度	.739	.642	.064	.035*	.020*	.017*
Health：身体状况	.110	.005**	.435	.290	.142	.176

通过表 4-19 可以看出：①本科学历的老年人对于以上 3 种渠道的使用最多，而初中或大专学历的老年人对其使用最少。②具有各个学历背景的老年人，对于微博、微信等新媒体平台的使用普遍高于其他三种渠道，这说明新媒体在老年人群中风靡，受欢迎度高。③身体经常感到不适的老年人对于健康门户网站的利用度不高，这可能是因为他们对搜索引擎的使用更为频繁。④身体健康状况非常好的老年人习惯于通过健康门户网站获取健康信息，这说明健康门户网站信息具有较高的价值。

综合以上数据分析结果,我们可以得出:老年人的受教育程度和身体健康状况,是其选择相应健康信息获取渠道的关键影响因素。

表 4-19 **人口学变量对部分信息获取渠道均值的显著差异**

变量 \ Q 渠道 / 渠道均值	Q2 门户网站	Q4 图书馆	Q5 新媒体	Q6 问答社区
Edu:教育程度				
小学及以下	—	—	—	—
初中或中专	—	2.70	2.85	2.59
高中或大专	—	2.94	3.30	3.14
本科	—	3.25	3.49	3.26
硕士研究生及以上	—	2.75	3.13	2.88
Health:身体状况				
长期患有疾病	3.22	—	—	—
经常感到不适	2.83	—	—	—
一般	3.06	—	—	—
比较好	3.06	—	—	—
非常好	3.69	—	—	—

4.2.3.4 老年人网络健康信息的查询行为

(1)自我效能感和认知

通过表 4-20 可以看出,“利用网络查询健康信息的频繁程度”和“通过网络获取健康信息”这 2 个变量的 P 值均小于 0.05,拒绝原假设,表明具有这两个人口学变量的不同对老年人通过网络查询健康信息的“自我效能感和认知”有显著差异。

表 4-20 **自我效能感和认知的差异性分析(简表)**

变量	Sig 值	变量	Sig 值
Age:年龄	.193	Health:身体状况	.201

续表

变量	Sig 值	变量	Sig 值
Pro:职业	.182	Skill:计算机熟练度	.058
Dwell:居住	.066	Freq:查询 HI 频繁度	.000**
Edu:教育程度	.149	C5:网络	.005**

从详表4-21可以看出:①利用网络查询健康信息频繁的老年人,不仅目的明确,而且感到搜索容易,查找过程轻松愉悦,自身的医疗健康知识也越来越充足。②"通过网络获取健康信息"的老年人同样认为利用网络查询健康信息较为容易,且他们目的明确。

表4-21　**自我效能感和认知的差异性分析(详表)**

变量 \ Sig 值 \ WR 认知	WR1 搜索容易	WR2 目标明确	WR3 知识充足	WR4 轻松愉悦
Freq:查询 HI 频繁度	.016*	.004**	.000**	.000**
C5:网络	.000**	.004**	.958	.107

通过表4-22可以看出:①老年人查询健康信息较为频繁时,以上各个变量的均值均在4左右,这表明查询网络健康信息频繁的老年人,自我效能感和认知普遍较好。②通过网络获取健康信息的老年人,认为查询健康信息很容易,且查询目的明确。

综合以上数据分析结果,我们可以得出:越是倾向于通过网络查询健康信息且查询频繁的老年人,其对网络的熟悉和掌握程度就越好,自我效能感和认知越良好。

表4-22　**人口学变量对自我效能感和认知均值的显著差异**

变量 \ 均值 \ WR 认知	WR1 搜索容易	WR2 目标明确	WR3 知识充足	WR4 轻松愉悦
Freq:查询 HI 频繁度				
非常不频繁	3.27	3.27	2.93	3.07

续表

WR 认知 变量 均值	WR1 搜索容易	WR2 目标明确	WR3 知识充足	WR4 轻松愉悦
比较不频繁	3.88	3.81	3.56	3.56
一般	3.75	3.82	3.44	3.70
比较频繁	4.03	4.10	3.92	4.03
非常频繁	4.20	4.20	3.80	4.00
C5:网络	3.99	3.99	—	—

(2)查找方式的选择

通过表 4-23 可以看出,老年人的"计算机操作熟练程度""利用网络查询健康信息的频繁程度"和"通过网络获取健康信息"的 P 值均小于 0.05,拒绝原假设,表明具有这 3 个人口学变量的不同对老年人通过网络查询健康信息的"查找方式的选择"有显著差异。

表 4-23 **查找方式选择的差异性分析(简表)**

变量	Sig 值	变量	Sig 值
Age:年龄	.128	Health:身体状况	.609
Pro:职业	.724	Skill:计算机熟练度	.035*
Dwell:居住	.210	Freq:查询 HI 频繁度	.023*
Edu:教育程度	.193	C5:网络	.035*

从详表 4-24 可以看出:①"计算机操作熟练程度"高和"利用网络查询健康信息频繁程度"高的老年人,构造检索式都很容易。②"计算机操作熟练程度"高的老年人可以顺利地从搜索结果中甄选出正确结果。③"利用网络查询健康信息频繁程度"高和习惯"通过网络获取健康信息"的老年人多为有目的性地搜索。

表 4-24　　**查找方式选择的差异性分析(详表)**

变量 \ Sig 值 \ WC 查找	WC1 有目的搜索	WC2 泛泛浏览	WC3 阅读推送信息	WC4 构造搜索式容易	WC5 甄选搜索结果
Skill:计算机熟练度	.245	.807	.210	.040 *	.029 *
Freq:查询 HI 频繁度	.001 **	.676	.146	.048 *	.115
C5:网络	.003 **	.603	.879	.191	.103

通过表 4-25 可以看出:①老年人计算机操作熟练时,其对于搜索式的构建和搜索结果的筛选较为顺利,但操作不熟练的老年人同样可以进行这两项操作,这在一定程度上说明计算机的熟练程度不是老年人查询健康信息的主要障碍。②老年人通过网络获取健康信息时,目的性很强。③老年人利用网络查找健康信息较为频繁时,其目的性也很强,这表明老年人利用网络具有针对性和高效性。④老年人利用网络查找健康信息较为频繁时,其对于检索式的构造也较为容易,表明反复的练习使得老年人对于网络的掌握程度良好。

表 4-25　　**人口学变量对查找方式选择的均值的显著差异**

变量 \ 均值 \ WR 认知	WC1 有目的搜索	WC2 泛泛浏览	WC3 阅读推送信息	WC4 构造搜索式容易	WC5 甄选搜索结果
Skill:计算机熟练度					
非常不熟练	—	—	—	3.30	3.60
比较不熟练	—	—	—	3.21	3.29
一般	—	—	—	3.43	3.54
比较熟练	—	—	—	3.78	3.86
非常熟练	—	—	—	3.67	3.33
Freq:查询 HI 频繁度					
非常不频繁	3.27	—	—	3.00	—

续表

WR 认知 / 变量 均值	WC1 有目的搜索	WC2 泛泛浏览	WC3 阅读推送信息	WC4 构造搜索式容易	WC5 甄选搜索结果
比较不频繁	4.09	—	—	3. 41	—
一般	3. 79	—	—	3. 49	—
比较频繁	4. 13	—	—	3. 69	—
非常频繁	4. 20	—	—	4.00	—
C5:网络	4.05	—	—	—	—

综合以上数据分析结果,我们可以得出:老年人选择通过网络获取健康信息时,往往有明确的检索目的,而且计算机操作熟练程度高和查询较为频繁时,往往使得老年人可以轻松地构造出搜索式,整体查找方式的选择效果良好。

(3)浏览与评价

通过表4-26可以看出,老年人的"计算机操作熟练程度""利用网络查询健康信息的频繁程度"和"通过网络获取健康信息"的P值均小于0.05,拒绝原假设,表明具有这3个人口学变量的不同对老年人通过网络查询健康信息的"浏览与评价"有显著差异。

表4-26　　**浏览与评价的差异性分析(简表)**

变量	Sig 值	变量	Sig 值
Age:年龄	. 173	Health:身体状况	. 403
Pro:职业	. 700	Skill:计算机熟练度	.037*
Dwell:居住	. 678	Freq:查询 HI 频繁度	.030*
Edu:教育程度	. 667	C5:网络	.001**

从详表4-27可以看出:①年人中,退休前从事行政管理工作、教育工作和技术工作的老年人认为网络健康信息的可信度较高,而商人对网络信息的可信度持怀疑态度;②计算机操作熟练程度高的老年

人,认为网络健康信息的可理解程度相对较高;③通过网络查找健康信息较为频繁的老年人可以较好的识别广告类信息,说明老年人对网上海量信息有一定的甄别能力,这与老年人查找方式选择的效果一致;④通过网络获取健康信息的老年人,认为网络健康信息具有较高的可信度,这也是他们选择网络这种渠道查询健康信息的重要原因。

表 4-27　　**浏览与评价的差异性分析(详表)**

WL 浏览 / 变量 / Sig 值	WL1 快速识别广告	WL2 可理解度高	WL3 可信度高	WL4 信息容易获取
Skill:计算机熟练度	.357	.044*	.070	.079
Freq:查询 HI 频繁度	.015*	.152	.112	.056
C5:网络	.000**	.124	.015*	.093

通过表 4-28 可以看出:①老年人对于网络健康信息具有较高的认知和理解能力,认为其可理解程度高,其中计算机操作比较熟练的老年人,对于网络健康信息的理解力较强。②利用网络查找健康信息较为频繁的老年人,对于网络广告的识别能力也较好。③习惯通过网络获取健康信息的老年人,认为网络健康信息的可信度较高,这很有可能是其选择这一渠道的原因。

表 4-28　　**人口学变量对浏览与评价均值的显著差异**

WL 浏览 / 变量 / 均值	WL1 快速识别广告	WL2 可理解度高	WL3 可信度高
Skill:计算机熟练度	—		—
非常不熟练	—	2.90	—
比较不熟练	—	3.58	—
一般	—	3.49	—
比较熟练	—	3.68	—
非常熟练	—	3.50	—
Freq:查找 HI 频繁度			
非常不频繁	3.07	—	—

续表

变量 \ WL 浏览 均值	WL1 快速识别广告	WL2 可理解度高	WL3 可信度高
比较不频繁	3.75	—	—
一般	3.44	—	—
比较频繁	3.72	—	—
非常频繁	4.20	—	—
C5:网络	3.75	—	3.36

综合以上数据分析结果,我们可以得出:总体而言,老年人通过网络查询健康信息的行为越频繁,其对于网络健康信息的整体浏览和评价效果就越好。

(4)网络健康信息查询障碍

通过表 4-29 可以看出,老年人的"计算机操作熟练程度"的 P 值 0.004<0.05,拒绝原假设,表明"计算机操作熟练程度"的不同对老年人查询健康信息的障碍有显著差异。

表 4-29　　**查询障碍的差异性分析(简表)**

变量	Sig 值	变量	Sig 值
Age:年龄	.557	Health:身体状况	.482
Pro:职业	.970	Skill:计算机熟练度	.004**
Dwell:居住	.617	Freq:查询 HI 频繁度	.085
Edu:教育程度	.745	C5:网络	.106

从详表 4-30 可以看出,以上 5 个人口学变量对老年人通过网络查询健康信息的障碍有显著差异,即这些变量对查询障碍有显著影响。具体来说:①计算机操作熟练的老年人没有计算机操作方面的障碍,这一类老年人由于利用网络查询健康信息比较频繁,健康方面的知识也较为充足,且查询经验丰富。②选择网络作为健康信息获取渠道的老年人,计算机操作往往较为熟练,不存在计算机操作方面的障碍。

表 4-30　　**查询障碍的差异性分析(详表)**

变量 \ Sig 值 \ WZ 障碍	WZ1 计算机操作	WZ2 知识缺乏	WZ3 经验不足	WZ4 缺少渠道	WZ5 信息甄别
Skill:计算机熟练度	.000**	.212	.012*	.179	.270

通过表 4-31 可以看出:①计算机操作越熟练,越不是老年人查询健康信息的障碍。②计算机操作熟练的老年人,其查询经验也较为充足,因此查询经验的缺乏并不是其查询健康信息的障碍。

表 4-31　　**人口学变量对查询障碍均值的显著差异**

变量 \ 均值 \ WZ 障碍	WZ1 计算机操作	WZ3 经验不足
Skill:计算机熟练度		
非常不熟练	2.20	2.20
比较不熟练	2.58	2.58
一般	2.81	2.75
比较熟练	3.40	3.04
非常熟练	4.00	3.33

综合以上数据分析结果,我们可以得出:老年人对计算机和网络的利用越积极,其通过网络查询健康信息的障碍就越小。

4.2.3.5　老年人网络健康信息的利用行为

通过表 4-32 可以看出,老年人的任何一个人口学变量的 P 值大于 0.05,不能拒绝原假设,表明整体而言, 老年人不同的人口学变量

表 4-32　　**利用行为的差异性分析(简表)**

变量	Sig 值	变量	Sig 值
Age:年龄	.597	Health:身体状况	.437
Pro:职业	.485	Skill:计算机熟练度	.342
Dwell:居住	.164	Freq:查询 HI 频繁度	.106
Edu:教育程度	.807	C5:网络	.188

对其网络健康信息的利用效没有显著差异。

综合以上数据分析结果,我们可以得出:具有不同特征的老年人群,在网络健康信息的利用效果上没有显著差异。

4.2.4 老年人网络健康信息查询行为的相关性分析

此部分的研究,重在探寻老年人网络健康信息查询行为各部分之间的相关关系和因果关系。首先,笔者采用了 SPSS 统计软件中的双变量指令,分析老年人网络健康信息查询行为各方面的相关程度。然后,就特定的部分进行回归分析,试图总结出老年人网络健康信息查询行为中包含的因果关系。

4.2.4.1 老年人网络健康信息查询行为中的相关关系

笔者根据收集的原始数据,利用 Average 函数计算出每部分的均值,然后在 SPSS 统计软件中以每一部分为一个变量,并导入均值作为其相应的值,进而使用双变量指令进行相关分析。

(1)网络健康信息查询动机与信息需求的相关关系

对于网络健康信息查询动机与网络健康信息需求分别简写为"D:动机"和"X:需求",具体分析结果如表 4-33 所示。

表 4-33　　**动机与需求的相关关系(简表)**

项目		D:动机	X:需求
D:动机	Pearson Correlation	1	.509
	Sig. (2-tailed)		.000**
X:需求	Pearson Correlation	.509**	1
	Sig. (2-tailed)	.000	

从表中可以看出,老年人"网络健康信息查询动机"与"网络健康信息需求"的相关系数为 0.509,双尾检验的显著性概率为 0.000<0.01,拒绝原假设,表明两个变量之间显著相关。为进一步证明这种相关关系,笔者具体分析了每种网络健康信息查询动机与需求的关系,如表 4-34 所示。

从 4-34 表中可以看出两两相关系数均为正值,即两者是正相关,且双尾检验的显著性概率基本为 0.000<0.01,拒绝原假设,表明两个变量之间相关性是显著的。其中"养生保健时"与"医疗就诊类信息"的显著性概率为 0.001,概率高于 0.000,但仍为显著相关。

表 4-34　　　　**动机与需求的相关关系(详表)**

D 动机 \ 相关性 \ X 需求		X1 特定疾病	X2 康复治疗	X3 养生保健	X4 医疗就诊	X5 医保政策
D1:身体欠佳	Pearson Correlation	. 387	. 361	. 273	. 306	. 297
	Sig. (2-tailed)	.000 **	.000 **	.000 **	.000 **	.000 **
D2:疾病治疗	Pearson Correlation	. 279	. 348	. 280	. 307	. 294
	Sig. (2-tailed)	.000 **	.000 **	.000 **	.000 **	.000 **
D3:饮食保健	Pearson Correlation	. 313	. 302	. 383	. 233	. 348
	Sig. (2-tailed)	.000 **	.000 **	.000 **	.001 **	.000 **
D4:帮助他人	Pearson Correlation	. 380	. 378	. 324	. 381	. 284
	Sig. (2-tailed)	.000 **	.000 **	.000 **	.000 **	.000 **

综合以上数据分析结果,我们可以得出:老年人的健康信息需求和信息需求紧密联系,特定的查询动机有相应的健康信息与之对应。

(2)网络健康信息查询动机与信息获取渠道的相关关系

对于网络健康信息查询动机与网络健康信息获取渠道分别简写为"D:动机"和"Q:渠道",具体分析结果如表 4-35 所示。

表 4-35　　　　**动机与渠道的相关关系(简表)**

项目		D:动机	Q:渠道
D:动机	Pearson Correlation	1	. 350
	Sig. (2-tailed)		.000 **
Q:渠道	Pearson Correlation	. 350 **	1
	Sig. (2-tailed)	.000	

通过表 4-35 可以看出,老年人“网络健康信息查询动机”与“健康信息获取渠道”的相关系数为 0. 350,双尾检验的显著性概率为 0. 000<0.01,拒绝原假设,表明两个变量之间的相关程度是显著的。

从详表 4-36 可以看出,以上具有相关关系的变量之间均为正相关,其双尾检验的显著性概率均小于 0.05,拒绝原假设,表明变量之间是显著相关。具体表现在:①“健康门户网站”“搜索引擎”和“新媒体平台”这三种渠道受欢迎度最高,老年人在四种情况下均会通过这渠道查询健康信息;②老年人在“疾病治疗过程中”会选择通过“健康问答社区”这一渠道,表明老年人对健康问答社区的肯定和信任,满意度较高;③整体而言,老年人在任何情况下都不会选择通过图书馆的数据库查询健康信息,这说明老年人对图书馆数据库的认识和利用不足。

表 4-36　　**动机与渠道的相关关系(详表)**

D 动机 \ 相关性 \ Q 渠道		Q1 求助亲朋	Q2 门户网站	Q3 搜索引擎	Q4 图书馆	Q5 新媒体	Q6 问答社区
D1:身体欠佳	Pearson Correlation	. 215	. 399	. 309	.058	. 186	. 114
	Sig. (2-tailed)	.003 **	.000 **	.000 **	. 429	.010 *	. 117
D2:疾病治疗	Pearson Correlation	. 155	. 407	. 275	. 131	. 163	. 166
	Sig. (2-tailed)	.033 *	.000 **	.000 **	.071	.025 *	.022 *
D3:饮食保健	Pearson Correlation	. 128	. 327	. 253	-.023	. 251	.087
	Sig. (2-tailed)	.078	.000 **	.000 **	. 754	.000 **	. 232
D4:帮助他人	Pearson Correlation	. 152	. 302	. 315	. 103	. 306	. 122
	Sig. (2-tailed)	.037 *	.000 **	.000 **	. 157	.000 **	.095

综合以上数据分析结果,我们可以得出:老年人对于网络健康信息获取渠道的选择与其查询动机密切相关,但对于图书馆数据库的利用较少,还需要各方面力量的努力和改进。

(3)网络健康信息需求与信息获取渠道的相关关系

通过表 4-37 可以看出,老年人"网络健康信息需求"与"网络健康信息获取渠道"的相关系数为 0. 475,双尾检验的显著性概率为 0. 000<0.01,拒绝原假设,表明两个变量之间的相关程度是显著的。

表 4-37　　**需求与渠道的相关关系(简表)**

项目		X:需求	Q:渠道
X:需求	Pearson Correlation	1	. 475
	Sig. (2-tailed)		.000**
Q:渠道	Pearson Correlation	. 475**	1
	Sig. (2-tailed)	.000	

从详表 4-38 可以看出,以上具有相关关系的变量之间均为正相关,其双尾检验的显著性概率均小于 0.05,拒绝原假设,表明变量之间是显著相关。具体表现在:①当老年人有"康复治疗类信息"和"医保政策类信息"需求时,会积极主动地采取各种渠道,查询所需的健康信息;②对于"特定疾病类信息",老年人较不会选择通过"图书馆数据库"去满足此类信息需求;③当老年人有"养生保健类信息"和"医疗就诊类信息"这两类需求时,一般会亲自通过各种渠道查询,而不是求助于身边的亲朋好友。

表 4-38　　**需求与渠道的相关关系(详表)**

X 需求 \ Q 渠道	相关性	Q1 求助亲朋	Q2 门户网站	Q3 搜索引擎	Q4 图书馆	Q5 新媒体	Q6 问答社区
X1:特定疾病	Pearson Correlation	. 152	. 266	. 286	.053	. 174	.071
	Sig. (2-tailed)	.036*	.000**	.000**	. 469	.016*	. 332
X2:康复治疗	Pearson Correlation	. 241	. 350	. 350	. 187	. 229	. 168
	Sig. (2-tailed)	.001**	.000**	.000**	.010**	.001**	.020*

续表

X 需求 \ 相关性 \ Q 渠道		Q1 求助亲朋	Q2 门户网站	Q3 搜索引擎	Q4 图书馆	Q5 新媒体	Q6 问答社区
X3:养生保健	Pearson Correlation	.140	.311	.337	.004	.169	.203
	Sig. (2-tailed)	.054	.000**	.000**	.957	.020*	.005**
X4:医疗就诊	Pearson Correlation	.133	.445	.329	.197	.290	.251
	Sig. (2-tailed)	.068	.000**	.000**	.006**	.000**	.000**
X5:医保政策	Pearson Correlation	.217	.317	.179	.161	.278	.306
	Sig. (2-tailed)	.003**	.000**	.013*	.026*	.000**	.000**

综合以上数据分析结果,我们可以得出:老年人在具有健康信息需求时,往往会积极主动地通过各种渠道查询健康信息,以满足自身的需求,但对“图书馆数据库”的利用还有待加强。

(4)网络健康获取渠道与查询行为的相关关系

此部分为网络健康信息获取渠道和查询行为的相关关系,查询行为共分为4个部分,具体相关系数和显著性见表4-39。

表4-39　　**渠道与查询行为相关关系(简表)**

项目		渠道	WR:认知	WC:查找	WL:浏览	WZ:障碍
Q:渠道	Pearson Correlation	1	.422	.548	.295	-.035
	Sig. (2-tailed)		.000**	.000**	.000**	.636
WR:认知	Pearson Correlation	.422	1	.660	.557	.087
	Sig. (2-tailed)	.000**		.000**	.000**	.231
WC:查找	Pearson Correlation	.548	.660	1	.508	.052
	Sig. (2-tailed)	.000**	.000**		.000**	.475
WL:浏览	Pearson Correlation	.295	.557	.508	1	.040
	Sig. (2-tailed)	.000**	.000**	.000**		.583
WZ:障碍	Pearson Correlation	-.035	.087	.052	.040	1
	Sig. (2-tailed)	.636	.231	.475	.583	

通过表 4-39 可以看出,老年人网络健康信息获取渠道与查询行为的自我效能感和认知、查找方式的选择和浏览与评价的双尾检验的显著性概率均为 0.000<0.01,拒绝原假设,表明"网络信息获取渠道"和查询行为的 3 个变量之间均为显著相关,而"网络健康信息获取渠道"与"网络健康信息查询障碍"则不具有显著相关性。

为进一步说探究网络健康信息获取渠道和其查询行为之间的相关关系,笔者又对具体的渠道和查询行为进行了两两分析,结果如表 4-40 所示。

表 4-40　　**渠道与查询行为相关关系(详表)**

W 查询 \ Q 渠道 相关性			Q1 求助亲朋	Q2 门户网站	Q3 搜索引擎	Q4 图书馆	Q5 新媒体	Q6 问答社区
WR 认知	WR1	Pearson Correlation	.113	.314	.359	.025	.192	.178
		Sig. (2-tailed)	.120	.000**	.000**	.737	.008**	.014*
	WR2	Pearson Correlation	.093	.288	.385	.010	.202	.148
		Sig. (2-tailed)	.204	.000**	.000**	.889	.005**	.042*
	WR3	Pearson Correlation	.251	.259	.345	.159	.261	.185
		Sig. (2-tailed)	.000**	.000**	.000**	.028*	.000**	.011*
	WR4	Pearson Correlation	.169	.406	.304	.159	.265	.241
		Sig. (2-tailed)	.020*	.000**	.000**	.029*	.000**	.001**
WC 查找	WC1	Pearson Correlation	.191	.211	.353	.239	.082	.117
		Sig. (2-tailed)	.008**	.004**	.000**	.001**	.260	.109
	WC2	Pearson Correlation	.243	.246	.211	.239	.292	.277
		Sig. (2-tailed)	.001**	.001**	.003**	.001**	.000**	.000**
	WC3	Pearson Correlation	.219	.387	.123	.253	.573	.360
		Sig. (2-tailed)	.002**	.000**	.092	.000**	.000**	.000**
	WC4	Pearson Correlation	.171	.432	.293	.122	.286	.276
		Sig. (2-tailed)	.018*	.000**	.000**	.092	.000**	.000**
	WC5	Pearson Correlation	.165	.331	.296	.190	.344	.258
		Sig. (2-tailed)	.023*	.000**	.000**	.009**	.000**	.000**

续表

W 查询		Q 渠道 / 相关性	Q1 求助亲朋	Q2 门户网站	Q3 搜索引擎	Q4 图书馆	Q5 新媒体	Q6 问答社区
WL 浏览	WL1	Pearson Correlation	.091	.122	.194	.105	.120	.084
		Sig. (2-tailed)	.211	.092	.007**	.148	.098	.247
	WL2	Pearson Correlation	.133	.248	.254	.077	.135	.161
		Sig. (2-tailed)	.068	.001**	.000**	.291	.064	.026*
	WL3	Pearson Correlation	.225	.251	.212	.092	.180	.234
		Sig. (2-tailed)	.002**	.000**	.003**	.206	.013*	.001**
	WL4	Pearson Correlation	.042	.263	.248	.018	.124	.179
		Sig. (2-tailed)	.567	.000**	.001**	.801	.088	.013*

需要注意的是,因健康信息的查询渠道与障碍没有显著相关性,详表不再对此进一步分析验证。通过表 4-40 可以看出:①通过“健康门户网站”“搜索引擎”“新媒体平台”和“健康问答社区”查找健康信息与五种自我效能感和认知变量显著相关。这说明,采用这四种网络健康信息查询渠道的老年人认为查找健康信息很容易,他们信息需求明确,有较为丰富的医疗健康知识且查找过程轻松愉悦。②“向亲朋好友求助”和通过“健康门户网站”查找健康信息与以上五种查找方式均为显著相关。这说明采用这两种渠道的老年人倾向于有目的性的查找和泛泛浏览相结合的方式查找健康信息,而且青睐于健康信息的推送;老年人构造检索式很容易,且能轻松筛选出正确结果。通过“新媒体平台”和“健康问答社区”查找健康信息与后 4 种查找方式均为显著相关,表明采用这两种渠道的老年人倾向于泛泛浏览健康信息,目的性不强;老年人青睐于健康信息的推送;在查找健康信息过程中构造检索式很容易,且能轻松筛选出正确结果。③通过图书馆数据库查询健康信息和浏览与评价没有显著相关性。通过表 4-40 可以看出:“向亲朋好友求助”利用网络查找健康信息与“网络健康信息的可信程度高”显著相关。通过“健康门户网站”查

找健康信息与健康信息的“可理解程度高”“可信程度高”和“非常容易获取”3 个变量显著相关，说明通过“健康门户网站”查找健康信息的老年人对健康信息的浏览与评价效果较为良好。通过“搜索引擎”查找健康信息与“快速识别广告类信息”，健康信息的“可理解程度高”“可信程度高”和“非常容易获取”4 个变量均显著相关，说明通过搜索引擎查找健康信息的老年人对健康信息的浏览与评价效果非常好。通过“新媒体平台”查找健康信息与网络健康信息的可信程度高显著相关。通过“健康问答社区”查找健康信息的老年人对健康信息的浏览与评价效果较为良好。

综合以上数据分析结果，我们可以得出：习惯通过“健康门户网站”和“搜索引擎”获取健康信息的老年人，其整体的网络健康信息查询效果良好。

（5）网络健康信息获取渠道与利用效果的相关关系

通过表 4-41 可以看出，老年人“通过网络查询健康信息的渠道”与“网络健康信息的利用效果”之间的相关系数为 0.345，双尾检验的显著性概率为 0.000<0.01，即二者的相关程度是显著的。

表 4-41　**渠道与利用行为的相关关系（简表）**

项目		Q：渠道	L：利用
Q：渠道	Pearson Correlation Sig.（2-tailed）	1	.345 .000**
L：利用	Pearson Correlation Sig.（2-tailed）	.345 .000**	1

从表 4-42 可以看出，具有显著相关关系的两个变量之间均为正相关。具体体现在：①通过“健康门户网站”和“搜索引擎”两种渠道获取健康信息与健康信息的利用效果均为显著相关，表明这两种渠道的利用效果最好。②通过“求助亲朋好友查找健康信息”和“情绪变得积极向上”“帮助身边亲朋好友”两个变量也存在显著相关性。③通过“图书馆数据库”查找健康信息和“积极参与医疗决策”显著

相关,说明图书馆数据库高质量的健康信息为老年人参与医疗诊治过程带来了话语权和主动权。④通过“新媒体平台”查找健康信息和“提升个人身体健康状况”“积极参与医疗决策”“情绪变得积极向上”三个变量显著相关,说明老年人通过诸如微博、微信这类新媒体平台查找健康信息具有一定的认可度,并产生了积极影响。⑤通过“健康问答社区”查找健康信息对“提升个人身体健康状况”“积极参与医疗决策”“情绪变得积极向上”以及“帮助身边亲朋好友”四个变量也存在显著相关性,说明老年人通过“健康问答社区”查找健康信息的整体利用效果较为良好。

表 4-42　　**渠道与利用效果的相关关系(详表)**

Q 渠道 \ 相关性 \ L 利用		L1 增加知识	L2 培养习惯	L3 提升健康	L4 参与医疗	L5 情绪积极	L6 帮助亲朋
Q1:求助亲朋	Pearson Correlation	.050	.052	.068	.128	.188	.154
	Sig. (2-tailed)	.497	.478	.353	.078	.009**	.034*
Q2:门户网站	Pearson Correlation	.176	.253	.339	.365	.329	.296
	Sig. (2-tailed)	.015*	.000**	.000**	.000**	.000**	.000**
Q3:搜索引擎	Pearson Correlation	.196	.298	.378	.259	.338	.302
	Sig. (2-tailed)	.007**	.000**	.000**	.000**	.000**	.000**
Q4:图书馆	Pearson Correlation	-.051	.011	.065	.168	.111	.042
	Sig. (2-tailed)	.489	.882	.375	.020*	.126	.565
Q5:新媒体	Pearson Correlation	.071	.136	.177	.288	.184	.104
	Sig. (2-tailed)	.330	.061	.015*	.000**	.011*	.153
Q6:问答社区	Pearson Correlation	.087	.102	.222	.334	.189	.179
	Sig. (2-tailed)	.231	.160	.002**	.000**	.009**	.013*

综合以上数据分析结果,我们可以得出:老年人较倾向于通过“健康门户网站”“搜索引擎”“新媒体平台”和“健康问答社区”查询健康信息,且利用效果良好。

4.2.4.2　老年人网络健康信息查询行为中的因果关系

笔者试图采用 SPSS 中的回归分析进行老年人网络健康信息查询行为的各个变量之间因果关系的分析,但分析结果显示本研究的调查数据不符合回归分析的模型,不适合进行回归分析。因此,变量之间的因果影响关系不得而知。

4.3　老年人与年轻人网络健康信息查询行为对比分析

为了进一步了解老年人查询健康信息的行为特点,笔者面向年龄在 16~30 岁的年轻人发布网络问卷,共回收 190 份有效问卷,通过老年人与年轻人人口学变量和网络健康信息查询行为的相关数据对比分析,找到老年人和年轻人健康信息查询行为的差别,发现老年人查询健康信息的行为特点。

4.3.1　老年人与年轻人基本人口学变量对比

根据图 4-1,在身体健康状况方面,老年与年轻人身体状况"比较好"的情况相当,但老年人更多的表示身体状况一般,年轻人则更多的表示身体状况非常好。因此,年轻人总体的身体状况明显稍强于老年人。

根据图 4-2,在计算机操作熟练程度方面,年轻人大多数表示一般或比较熟练,老年人到多数表示一般。比较不熟练和非常不熟练的老年人比年轻人的两倍还多。可见老年人的计算机操作熟练程度不如年轻人。当然这可能是由受教育程度和计算机教育影响的。

根据图 4-3,在网络健康信息查询频繁程度方面,一般和比较频繁的老年人明显多于年轻人;比较不频繁和非常不频繁的老年人低于年轻人。可见老年人比年轻人更关注网络健康信息。

根据图 4-4,在健康信息查询渠道方面,通过家人朋友或医疗卫生卫生人员或网络或其他途径获取健康信息的老年人比年轻人多;通过报纸、杂志、电视、广播获取健康信息的年轻人多于老年人;表明年轻人比老年人更倾向于通过传统媒介如报纸等获取健康信息,老年人比年轻人更倾向于新媒介如网络获取健康信息。这说明老年人比年轻人更积极利用网络查找健康信息,网络健康信息网络逐渐成为老年人查询健康信息的主要途径。

表 4-43　　　　　　　　**年轻人群体基本特征**

变量	频数	百分比(%)	变量	频数	百分比(%)
Sex:性别			一般	53	27.89
男	84	44.21	比较好	85	44.74
女	106	55.79	非常好	44	23.16
Age:年龄			Skill:计算机熟练度		
16~20	13	6.84	非常不熟练	2	1.05
21~25	168	88.42	比较不熟练	13	6.84
26~30	9	4.74	一般	79	41.58
Pro:专业			比较熟练	79	41.58
人文社科类	100	52.63	非常熟练	17	8.95
理科	19	10	Freq:查找频繁度		
工科	38	20	非常不频繁	9	4.74
医学	7	3.68	比较不频繁	58	30.53
农学	0	0	一般	82	43.16
其他	26	13.68	比较频繁	32	16.84
Edu:教育程度			非常频繁	9	4.74
高中或大专	25	13.16	Channel:渠道		
本科	81	42.63	C1:家人朋友	84	44.21
硕士研究生	82	43.16	C2:医务人员	92	48.42
博士研究生	2	1.05	C3:报纸杂志	43	22.63
Health:身体状况			C4:电视广播	46	24.21
长期患有疾病	0	0	C5:网络	152	80
经常感到不适	8	4.21	C6:其他	11	5.79

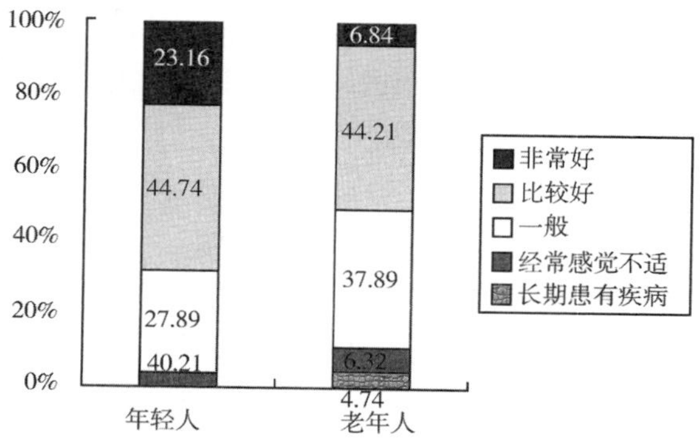

图 4-1　年轻人与老年人身体健康状况对比

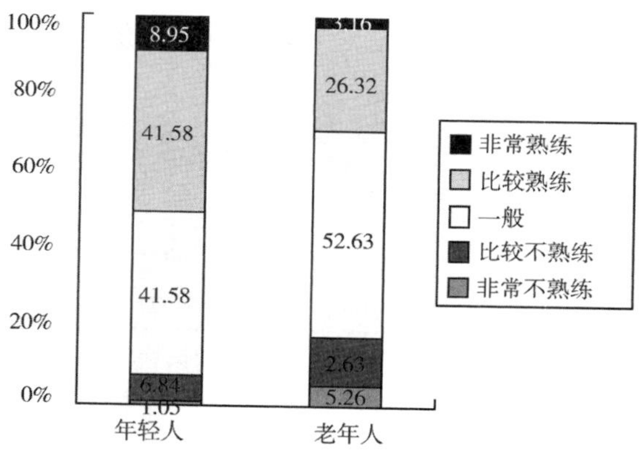

图 4-2　年轻人与老年人计算机操作熟练程度对比

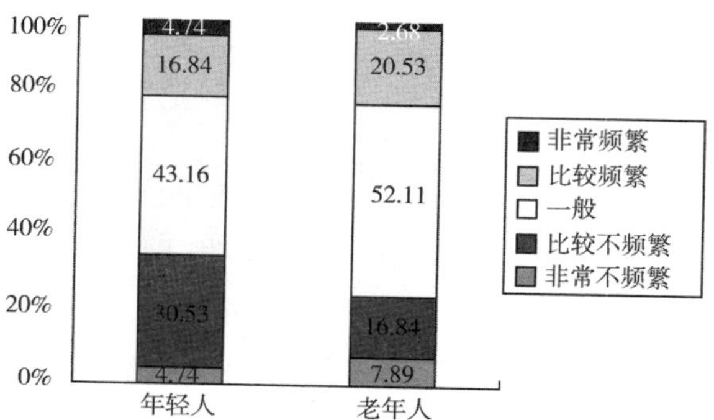

图 4-3　年轻人与老年人健康信息查询频繁程度对比

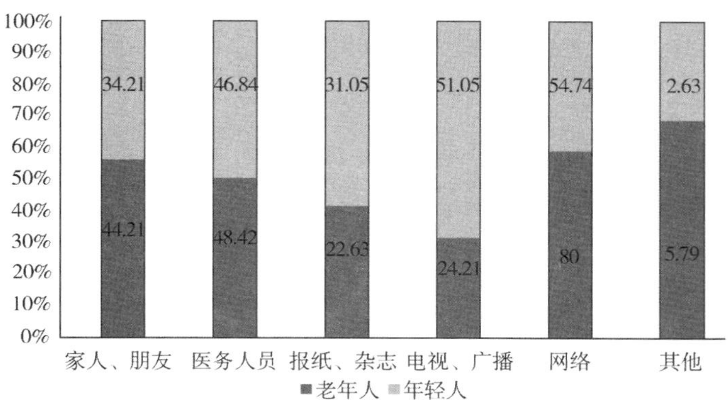

图 4-4　年轻人与老年人健康信息查询渠道对比

4.3.2　老年人与年轻人网络健康信息查询行为对比

为了进一步了解老年人网络健康信息查询行为的特点，笔者以年轻人为参照对象，采用 SPSS 的“配对样本 T 分析”，对年轻人和老年人网络健康信息查询行为进行对比分析。以 Sig 值（显著性）即 *P* 值为标准，如果 Sig 值小于 0.05，说明年轻人与老年人在该项存在差异，*P* 值越低，差异越明显。在下文对比分析中，“反向选择”表示问卷中原量表数值的 1 和 2，“中立”表示 3，“正向选择”表示 4 和 5。其次，以老年人和年轻人的三种选择在明显不同的各项中的“百分比堆积柱形图”具体描述其区别。

4.3.2.1　网络健康信息查询动机对比分析

根据表 4-44 及图 4-5 表明，在个人身体状况出现问题、亲朋好友身体状况出现问题和治疗过程中 3 种查询动机时，无论是老年人和年轻人，都倾向于查询，只是倾向程度上，年轻人更高。在日常饮食保健需要上，二者倾向于查询的程度差不多。在四种查询动机中，老年人更倾向于在日常饮食保健需要和亲朋好友身体出现状况时，查询健康信息。年轻人更倾向于在个人和亲朋好友身体健康状况出现问题时，查询健康信息。

表 4-44　　**网络健康信息查询动机对比分析**

配对样本检验(样本总量为 190)						
项目		均值	均值差	标准差	Sig(双侧)
D:动机	老年人	3.61	-.25	1.23	.005
	年轻人	3.87			
D1:身体欠佳	老年人	3.60	-.363	1.44	.001
	年轻人	3.96			
D2:疾病治疗	老年人	3.54	-.237	1.54	.035
	年轻人	3.78			
D3:饮食保健	老年人	3.66	-.074	1.43	.479
	年轻人	3.74			
D4:帮助他人	老年人	3.65	-.342	1.43	.001
	年轻人	3.99			

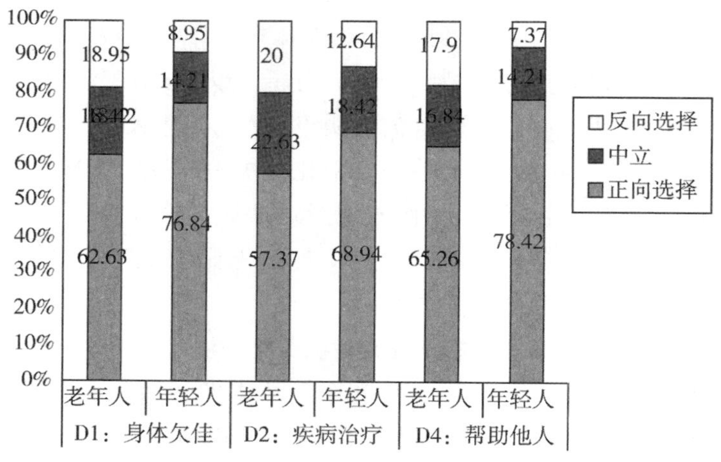

图 4-5　网络健康信息查询动机对比分析

4.3.2.2　网络健康信息需求对比分析

根据表 4-45 以及图 4-6 表明,老年人普遍比年轻人更关注网络健康需求,如特定疾病、疾病康复、医疗就诊、国家医疗保障制度等信息。老年人和年轻人中大多数最关注的信息都是养生、运动、保健信

息及国家医疗保障制度相关信息，但老年人的关注程度明显高于年轻人。这可能是随着年龄增长，身体各项机能衰老，老年人患有疾病状况比年轻人多且严重。

表 4-45 **网络健康信息需求对比分析**

配对样本检验（样本总量为 190）					
项目		均值	均值差	标准差	Sig（双侧）
X：需求	老年人	3.57	.32	.83	.000
	年轻人	3.25			
X1：特定疾病	老年人	3.45	.31	1.09	.000
	年轻人	3.15			
X2：康复治疗	老年人	3.47	.36	1.07	.000
	年轻人	3.11			
X3：养生保健	老年人	3.75	.16	1.15	.061
	年轻人	3.59			
X4：医疗就诊	老年人	3.48	.36	1.15	.000
	年轻人	3.12			
X5：医保政策	老年人	3.69	.41	1.25	.000
	年轻人	3.29			

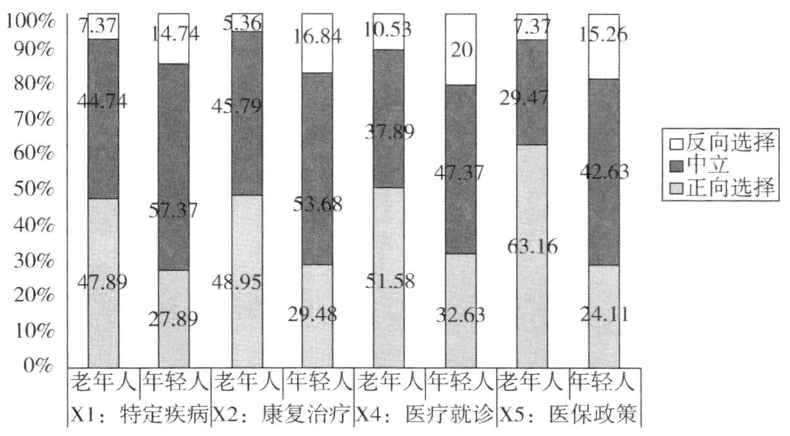

图 4-6 网络健康信息需求对比分析

4.3.2.3　网络健康信息获取渠道对比分析

根据表 4-46 以及图 4-7 表明，对于亲朋好友帮忙查询、健康门户

表 4-46　　　　**网络健康信息获取渠道对比分析**

配对样本检验（样本总量为 190）					
项目		均值	均值差	标准差	Sig（双侧）
Q：渠道	老年人	3. 30	. 18	. 80	.002
	年轻人	3. 12			
Q1：求助亲朋	老年人	3. 31	. 63	1. 31	.000
	年轻人	2. 68			
Q2：门户网站	老年人	3. 33	. 18	1. 18	.032
	年轻人	3. 15			
Q3：搜索引擎：	老年人	3. 75	-.04	1. 12	. 604
	年轻人	3. 79			
Q4：图书馆	老年人	3.01	. 23	1. 26	.012
	年轻人	2. 78			
Q5：新媒体	老年人	3. 30	.02	1. 27	. 864
	年轻人	3. 28			
Q6：问答社区	老年人	3.09	.08	1. 43	. 417
	年轻人	3.01			

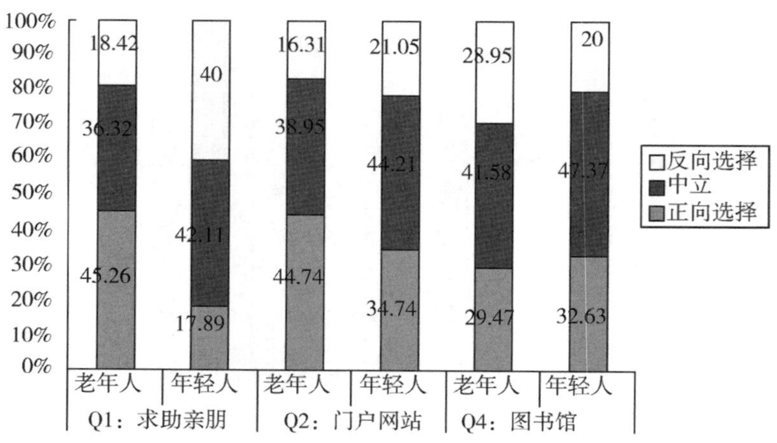

图 4-7　网络健康信息获取渠道对比分析

网站、图书馆数据库三种渠道，老年人的认可度普遍高于年轻人。对于其他渠道，老年人和年轻人的认可度差不多，大多是比较认可。老年人认可度最低的是图书馆数据库，年轻人认可度最低的是有亲朋好友帮忙查询，无论老年人还是年轻人，对于搜索引擎的认可度普遍偏高。这很可能是由于老年人和年轻人对网络的熟悉程度，以及网络健康信息获取是否便利造成的。

4.3.2.4 自我效能感和认知

根据表4-47以及图4-8表明，老年人在查询健康信息时，比年轻人更明确个人需求，有明确目标。同时，在医疗健康知识方面，老年人和年轻人差别最明显，老年人认为自己医疗健康知识充足，年轻人中认为自己医疗健康知识充足的比例比较低，老年人比年轻人更自信。对于查询健康信息的过程，超过一半的老年人认为比较轻松愉悦，年轻人则将近一半的人认为该过程为所谓轻松愉悦。总的来说，自我效能感和认知方面，老年人比年轻人更积极。

表4-47　　自我效能感和认知对比分析

配对样本检验(样本总量为190)					
项目		均值	均值差	标准差	Sig(双侧)
WR:认知	老年人	3.72	.39	.82	.000
	年轻人	3.33			
WR1:搜索容易	老年人	3.80	.08	1.22	.342
	年轻人	3.72			
WR2:目标明确	老年人	3.84	.27	1.15	.001
	年轻人	3.57			
WR3:知识充足	老年人	3.53	.768	1.136	.000
	年轻人	2.76			
WR4:轻松愉悦	老年人	3.70	.416	1.094	.000
	年轻人	3.28			

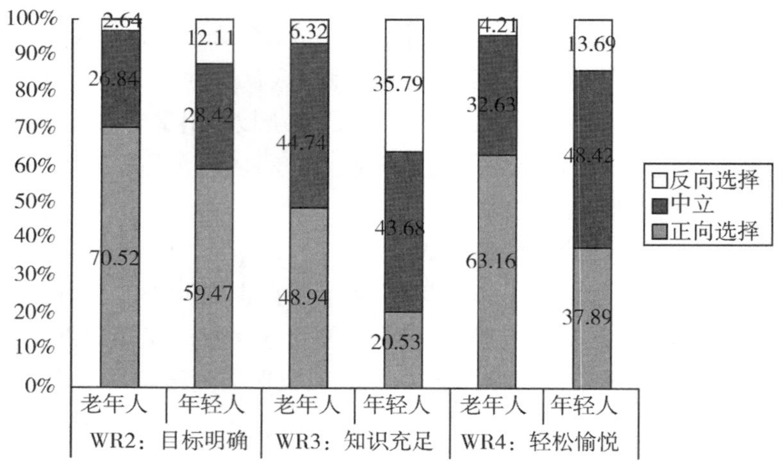

图 4-8　自我效能感和认知对比分析

4.3.2.5　网络健康信息查找方式选择对比分析

据表 4-48 以及图 4-9 表明,整体来说,对于网络健康信息查找方式,老年人大多是比较倾向有目的的在网上查找健康信息或者阅读网站以及手机推送的健康信息。同时也认为构造检索式是比较容易的,并且比较能从搜索结果中甄选出符合需求的信息。而年轻人对以上四项的态度大多数是中立。通过网上泛泛地浏览健康信息这一方式,老年人和年轻人有明显差别。老年人比年轻人更倾向于在网上泛泛地浏览健康信息。

表 4-48　网络健康信息查找方式选择对比分析

配对样本检验(样本总量为 190)						
项目		均值	均值差	标准差	Sig(双侧)
WC:查找	老年人	3.51	.16	.75	.004
	年轻人	3.35			
WC1:有目的搜索	老年人	3.88	-.10	1.04	.185
	年轻人	3.98			

续表

配对样本检验(样本总量为 190)					
项目		均值	均值差	标准差	Sig(双侧)
WC2:泛泛浏览	老年人	3. 43	. 48	1. 13	.000
	年轻人	2. 94			
WC3:阅读推送信息	老年人	3. 16	. 12	1. 32	. 227
	年轻人	3.05			
WC4:构造检索式容易	老年人	3. 49	. 16	1. 21	.074
	年轻人	3. 34			
WC5:甄选搜索结果	老年人	3. 59	. 13	1.03	.081
	年轻人	3. 46			

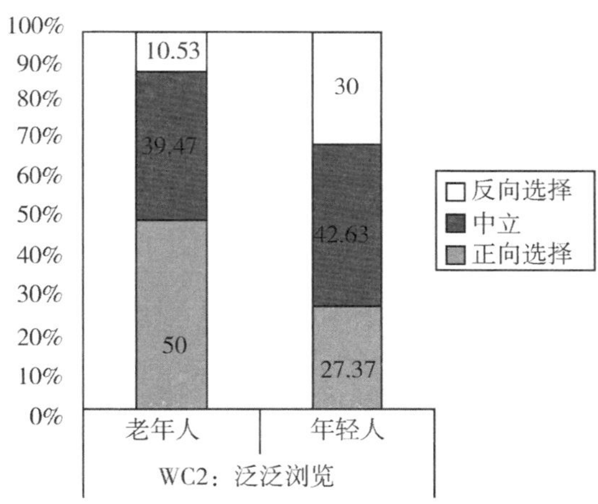

图 4-9　网络健康信息查找方式选择对比分析

4. 3. 2. 6　网络健康信息浏览与评价对比分析

根据表 4-49 以及图 4-10 表明,在网络健康信息可理解度、可信度和获取容易程度 3 个方面,老年人比年轻人的态度存在显著差异。老年人和年轻人都有超过一半的人认为网络健康信息容易获取,但老年人的认可度比年轻人更高。在网络健康信息可信度方面,二者都是近一半的人选择中立,但更多的老年人认为网络健康可信度高,可见老年人比年轻人更可能相信网络信息。同样,老年人比年轻人更多地认为网络健康信息可理解度高。在快速识别广告信息方面,二者认可度差不多,大多认为自己比较能快速识别广告。

表 4-49　　**网络健康信息浏览与评价对比分析**

配对样本检验(样本总量为 190)						
项目		均值	均值差	标准差	Sig(双侧)
WL:浏览	老年人	3.48	.17	.88	.010
	年轻人	3.32			
WL1:快速识别广告	老年人	3.54	-.06	1.20	.505
	年轻人	3.60			
WL2:可理解度高	老年人	3.52	.20	1.14	.016
	年轻人	3.32			
WL3:可信度高	老年人	3.22	.34	1.12	.000
	年轻人	2.88			
WL4:信息容易获取	老年人	3.65	.18	1.26	.045
	年轻人	3.46			

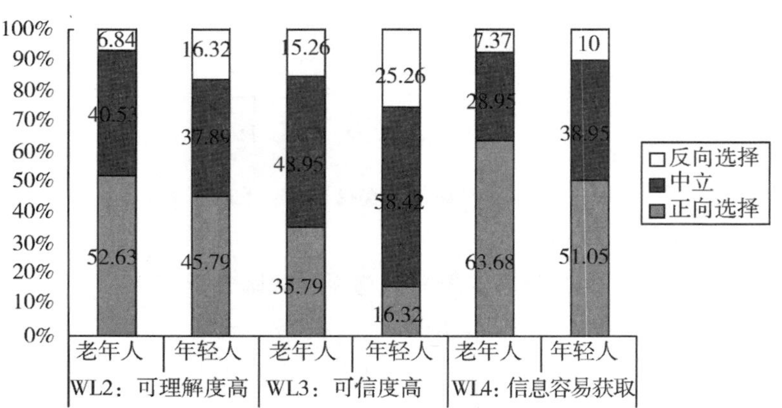

图 4-10　网络健康信息浏览与评价对比分析

4.3.2.7 网络健康信息查询障碍对比分析

根据表4-50以及图4-11表明，在计算机操作、医疗健康知识、查询经验和健康信息的甄别4个方面来说，老年人和年轻人的行为上存在差异。其中认为计算机操作不熟练或者经验不足是网络健康信息查询障碍的老年人比例超过年轻人，可见计算机操作不熟和经验不足在于老年人中障碍更大。年轻人比老年人更多的认为知识缺乏或者对健康信息的甄别是障碍。在缺乏查询渠道是否是查询健康信息的障碍，老年人和年轻人的选择相似，近一半人都表示中立，并且赞同缺乏查询渠道是障碍的人多于反对的人。由此可见，老年人和年轻人中都存在缺乏查询渠道的障碍，而老年人中计算机操作不熟练或者经验不足是主要障碍，年轻人中则是健康医疗知识缺乏或者健康信息甄别是主要障碍。

表4-50　　　网络健康信息查询障碍对比分析

配对样本检验（样本总量为190）					
项目		均值	均值差	标准差	Sig（双侧）
WZ：障碍	老年人	3.14	.10	.96	.135
	年轻人	3.04			
WZ1：计算机操作	老年人	3.06	.75	1.23	.000
	年轻人	2.31			
WZ2：知识缺乏	老年人	3.10	-.26	1.16	.003
	年轻人	3.36			
WZ3：经验不足	老年人	3.21	.32	1.27	.001
	年轻人	2.89			
WZ4：缺少渠道	老年人	3.15	.02	1.26	.863
	年轻人	3.13			
WZ5：信息甄别	老年人	3.19	-.30	1.28	.001
	年轻人	3.49			

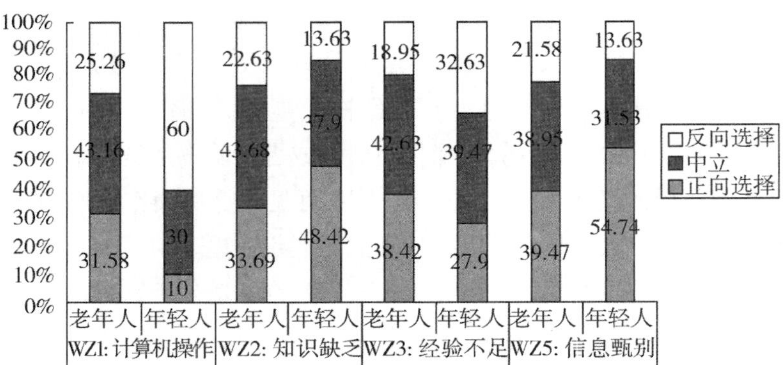

图 4-11　网络健康信息查询障碍对比分析

4.3.2.8　网络健康信息利用对比分析

根据表 4-51 以及图 4-12 表明，对于网络健康信息的利用结果，

表 4-51　　网络健康信息利用对比分析

配对样本检验(样本总量为 190)					
项目		均值	均值差	标准差	Sig(双侧)
L:利用	老年人	3. 80	. 36	. 82	.000
	年轻人	3. 44			
L1:增加知识	老年人	3. 83	. 29	1.05	.000
	年轻人	3. 54			
L2:培养习惯	老年人	3. 89	. 37	1.00	.000
	年轻人	3. 52			
L3:提升健康	老年人	3. 77	. 35	1.03	.000
	年轻人	3. 42			
L4:参与医疗	老年人	3. 62	. 32	1.07	.000
	年轻人	3. 30			
L5:情绪积极	老年人	3. 82	. 51	1.02	.000
	年轻人	3. 31			
L6:帮助亲朋	老年人	3. 88	. 30	1.06	.000
	年轻人	3. 58			

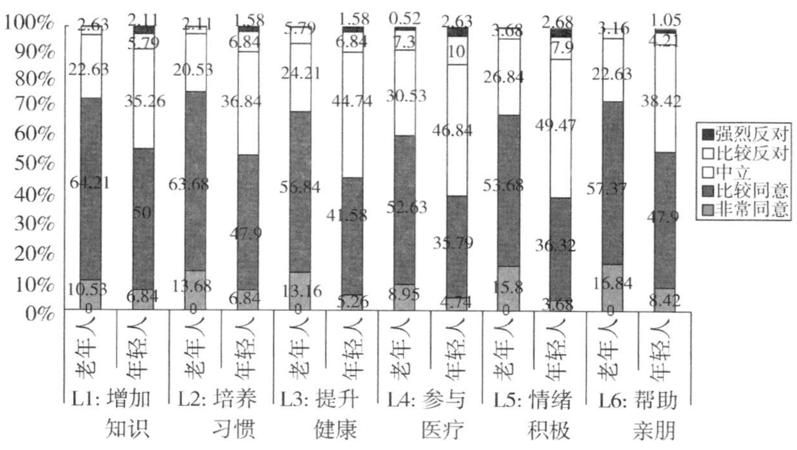

图 4-12 网络健康信息利用对比分析

每一项都显示赞同利用结果积极的老年人比例远高于年轻人。反对利用结果积极的年轻人比例都高于老年人,并且二者比例都不超过15%,甚至,在网络健康信息有利于增加知识、培养习惯、提升健康、使情绪积极、帮助亲朋几个方面,老年人中无人表示强烈反对,可见老年人对普遍倾向于网络健康信息有积极作用,这就可能使老年人在产生健康信息需求时更多地查询健康。在网络健康信息有助于提升健康、使人积极参与医疗、是情绪积极向上,老年人中超过 60%表示赞同,年轻人中则低于 50%,更多的表示中立。老年人和年轻人最为认可的是网络健康信息对医疗健康知识的提高和日常健康行为习惯改善以及帮助亲朋好友的积极作用。

4.4 老年人 HISB 聚类分析

McMillan 和 Macias ①认为老年人更多地利用网络获取健康信

① McMillan S., Macias W. Strengthening the Safety Net for Online Seniors: Factors Influencing Differences in Health Information Seeking among Older Internet Users [J]. Journal of Health Communication, 2008, 13(8): 778-792.

息,但是他们并不是相同特征的群体,他们通过问卷调查 424 位老年人(55 岁以上)利用网络获得健康信息的情况,提出:①基于人口学变量和计算机使用因素的三种类型的老年人:经验丰富的使用者,他们能够很好地利用网络获取高质量健康信息;一般的使用者,他们有良好的教育和健康状况但很少查询健康信息;传统的使用者,他们年龄偏大从医生处获取健康信息。②基于健康态度和行为的两种类型老年人:传统型健康信息获取者和技术型健康信息获取者。笔者认为老年人群体在网络上查询健康信息时其行为也分为不同类型,因此利用 SPSS 对问卷数据进行聚类分析,总结网络 HISB 中的行为类型。

4.4.1　聚类方法

(1)聚类方法的确定

俗话说,物以类聚,人以群分。作为人类认识世界的基础学科,分类学有助于我们把相似的实物归类,以便从中发现潜在的规律。聚类分析就是这样一种基于数理统计的客观性较强的分类方法。它的实质是将样本集数据依据其性质间的亲密程度在缺少先验知识的情况下进行分类,同一类中的个体特征有较大的相似度,不同类中的个体有很大的差异。在进行聚类的时候,出于不同的目的及要求,需要选择不同的聚类对象和方法。聚类方法一般有三类:系统聚类法、非系统聚类法和两阶段聚类法。

系统聚类法也叫分层聚类法,可对观测量或变量进行聚类。该方法的核心思想是事先不知道类的个数,而是根据观测量的距离将多个观测量连接,距离越小,则观测量间相似性越大。非系统聚类也称为动态聚类法,仅能对观测量进行聚类。它要求首先用户指定分类,如先将 N 个样本大致分为 k 类,然后再按照某种最优原则动态修改,知道分类比较合理位置。两阶段聚类法也成为两步聚类,它将系统聚类法和非系统聚类法结合到一起,适合对观测量或变量进行聚类,它能同时处理连续变量和分类变量,不需要对变量进行连续性处理,且适合处理大量数据[1]。

本研究中,一方面老年人网络健康信息查询行为分类属于探索性分析,分类数量事先并不知道,因此不采用系统聚类法,另一方面,由于观测量的数量相对较大,采用系统聚类法全部聚类过程需要 $N-1$ 次循环,计算速度慢,而且当观测量的特征较为复杂是难以对类别进行具体解释,因此两阶段聚类法更适合应用在本研究中。

(2)二阶聚类概念与原理

二阶聚类(Two Step Cluster)[2](也称为两步聚类)是一个探索性的分析工具,为揭示自然的分类或分组而设计,是数据集内部的而不是外观上的分类。它是一种新型的分层聚类算法(Hierarchical Algorithms),目前主要应用到数据挖掘和多元数据统计的交叉领域——模式分类中。该过程主要有以下几个特点:

①分类变量和连续变量均可以参与二阶聚类分析;

②该过程可以自动确定分类数;

③可以高效率地分析大数据集;

④用户可以自己定制用于运算的内存容量。

两步法的功能非常强大,而原理又较为复杂。它在聚类过程中除了使用传统的欧氏距离外,为了处理分类变量和连续变量,它用似然距离测度,它要求模型中的变量是独立的,分类变量是多项式分布,连续变量是正态分布的。分类变量和连续变量均可以参与两步聚类分析。

顾名思义,两步聚类是通过两个步骤来完成聚类工作。

①预聚类。这一步骤通过构建和修改聚类特征树(Cluster Feature Tree)完成。聚类特征数包含许多层的节点,每一节点包含若干个条目,而每一个叶子节点代表一个子类,有多少个叶子就有多少个子类。而那些叶子节点和其中的条目用来指引新进入的记录应该进

① 罗应婷,杨钰娟. SPSS 统计分析:从基础到实践[M]. 北京:电子工业出版社,2007.

② 邓维斌. SPSS 19(中文版)统计分析实用教程[M]. 北京:电子工业出版社,2012.

入那个叶子节点,每个条目中的信息就是所谓的聚类特征(Cluster Feature),包括针对连续变量的均值和方差以及针对离散变量的记数。

针对每一个记录,都要从根开始进入聚类特征数,并依照节点中条目信息的指引找到最接近的子节点,直到到达叶子节点为止。如果这一记录与叶子节点中的距离小于临界值,那么它进入该子节点,并且子节点的聚类特征得到更新,反之,该记录会重新生成一个新的叶子节点。如果这时子节点的数目已经大于指定的最大聚类数量,则聚类特征树会通过调整距离临界值的方式重新构建。当所有的记录通过上面的方式进入聚类特征树,预聚类过程也就结束了,子节点的数量就是预聚类数量。

②正式聚类。将第一步完成的预聚类作为输入,对之进行聚类,直到使用者指定的类别。由于在这个阶段所需处理的类别已经远小于原始数据的数量,所以我们可以采用传统的聚类方法进行处理就可以了。

(3)二阶聚类实现

数据来源:本研究中用于聚类分析的数据来自于 190 份老年人网络健康信息查询行为问卷。笔者将问卷数据分为全量数据表和精简数据表,其中全量数据表指问卷所有的数据共 48 道题,精简数据表是指将除了问卷第 1 部分“基本人口学变量”之外的其他 5 部分(即查询动机、健康信息需求、健康信息获取渠道、健康信息查询行为和健康信息利用)每部分题目的均值作为这部分的变量数据,即数据精简表包含了 14 道题目。全量数据表进行聚类分析时,能够看出每部分内的主要影响因素,不足是当对多部分数据聚类时,变量多且较为分散不能看出整体部分的影响;而精简数据表则从整体分析其聚类效果。

聚类目标:本研究想要通过二阶聚类方法分析老年人群体:①网络健康信息查询不同行为类型的特点;②网络健康搜索过程中不同类型行为的特征;③网络健康信息查询动机和需求的类型特点。

聚类操作:打开 SPSS19.0 软件,打开要分析的数据视图,按“分

析—> 分类—> 两步聚类”顺序打开“二阶聚类分析”对话框进行设置，分析结果如下：

4.4.2 聚类结果分析

二阶聚类结果中，模型概要图包含分析所采用的算法、输入变量和聚类的个数，及聚类的质量（聚类的平均轮廓的范围值为-1.0~1.0，值越大说明聚类质量越好）。

（1）以“老年人的网络健康信息检索行为”聚类

笔者对精简数据表中5部分题目即查询动机、健康信息需求、健康信息获取渠道、健康信息查询行为和健康信息利用，其中第5部分“健康信息查询行为”又分4小部分，进行二阶聚类分析。本研究中用8个变量表示老年人网络健康信息查询的所有行为，聚类结果为老年人网络 HISB 的特征。二阶聚类的模型概要和聚类质量情况如图4-13所示，可以看出此算法采用的是两步（二阶）聚类，共输入8个变量，将所有个案聚成2类，聚类质量良好。

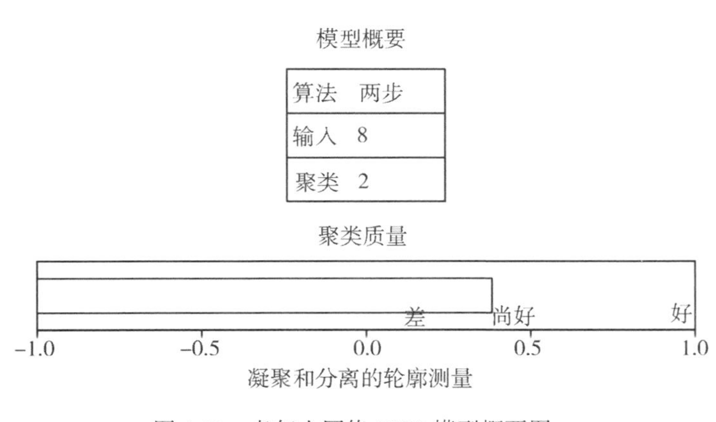

图4-13 老年人网络 HISB 模型概要图

表4-52为老年人网络 HISB 模型的聚类视图，类Ⅰ包含观测数目为81，类Ⅱ包含观测数目为109，依据输入（预测变量）重要性大于0.5（范围值为0~1.00，值越大表明变量在聚类依据中重要性越高）以及输入变量的均值，可以看出，老年人网络 HISB 可分为以“健

康信息需求驱动”为特征的两类：健康信息需求较高（Ⅱ类，均值 3. 89）的老年人和健康信息需求一般（Ⅰ类，均值 3. 15）的老年人。第Ⅱ类老年人群体，其健康信息利用积极，较为主动查找健康信息且自我效能感较高，他们的健康信息查询动机也较高；第Ⅰ类老年人在网络健康信息查找行为中则表现得较为消极与被动。笔者认为，老年人有较高的健康信息需求就会驱动他们在网络 HISB 中更加积极，用更多方法获取健康信息，从而去满足他们的需求；网络健康信息利用程度高的老年人也会因为这种满意度而更主动地查询网络健康信息。

表 4-52　　**老年人网络 HISB 聚类视表**

聚类	大小	输入（均值）							
Ⅱ	57. 4%（109）	需求 3. 89	利用 4. 11	浏览 3. 82	认知 4.02	查找 3. 79	动机 4.09	渠道 3. 51	障碍 2. 84
Ⅰ	42. 6%（81）	需求 3. 15	利用 3. 38	浏览 3.03	认知 3. 31	查找 3. 14	动机 2. 97	渠道 3.02	障碍 2. 88
输入（预测变量）重要性		1.00	0. 91	0. 83	0. 76	0. 68	0. 67	0. 37	0.01

（2）以“老年人网络健康信息检索过程”聚类

为了解老年人在网络健康信息检索过程中的行为类型，笔者对精简数据表中第 5 部分“网络健康信息查询行为”（狭义的网络 HISB，关注于老年人网络健康信息检索过程中的具体行为，下文以“网络健康信息检索行为”区分）包括网络 HISB 认知及自我效能感、健康信息查找方式、健康信息浏览与评价、健康信息查找障碍 4 小部分以及网络健康信息的利用行为，进行二阶聚类分析。笔者用这 5 个变量表示老年人网络健康信息具体检索过程的行为，聚类结果为老年人网络健康信息检索行为特征。二阶聚类的模型概要和聚类质量情况如图 4-14 所示，可以看出此算法采用两步聚类，共输入 5 个变量，将所有个案聚成 2 类，聚类质量尚好。

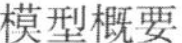

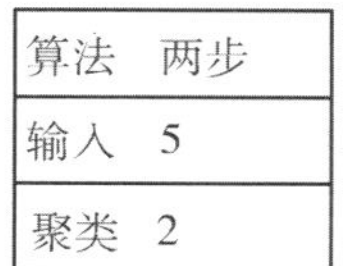

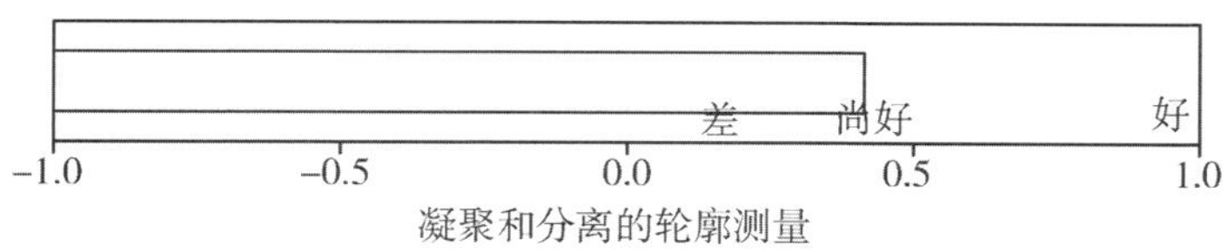

图 4-14 老年人网络健康信息检索行为模型概要图

表 4-53 为老年人网络健康信息检索行为的聚类视图，类Ⅰ包含观测数目为 53，类Ⅱ包含观测数目为 137，依据输入（预测变量）重要性大于 0.5（范围值为 0～1.00，值越大表明变量在聚类依据中重要性越高）及输入变量的均值，可以看出，老年人网络健康信息检索行为可分为以"自我效能感和认知"水平为特征的两类：自我效能感和认知水平较高（Ⅱ类，均值 3.96）的老年自我效能感和认知水平一般（Ⅰ类，均值 3.10）的老年人。第Ⅱ类老年人群对自身网络健康信息检索能力较为自信，他们就会更积极地查找和浏览网页健康信息且对网络健康信息的评价也较高，认为网络健康信息对自己的医疗

表 4-53 **老年人网络健康信息检索行为聚类视表**

聚类	大小	输入（均值）				
Ⅱ	72.1%（137）	认知 3.96	查找 3.74	浏览 3.73	利用 4.00	障碍 2.88
Ⅰ	27.9%（53）	认知 3.10	查找 2.92	浏览 2.84	利用 3.28	障碍 2.80
输入（预测变量）重要性		1.00	0.97	0.93	0.72	0.02

健康及其检索能力都有帮助；而Ⅰ类自我效能感较低的老年人群体则表现较为被动，不过类Ⅰ的观测样本仅占 30%，说明大多老年人对网络健康信息检索信息。笔者认为，老年人网络健康信息检索的自我效能感会对健康信息检索行为有积极影响，良好的认知水平和信心有助于老年人检索健康信息，同时他们掌握的网络健康查找方法也影响其检索行为；但提升老年人的网络健康信息检索的自我效能感仍需通过提高其计算机操作和网络健康信息检索能力。

(3)以“老年人健康信息查询的动机和需求”聚类

笔者对全量数据表中第 2、3 部分共 9 道小题，进行二阶聚类分析。二阶聚类的模型概要和聚类质量情况如图 4-15 所示，可以看出此算法采用的是两步(二阶)聚类，共输入 9 个变量，将所有个案聚成 2 类，聚类质量良好。

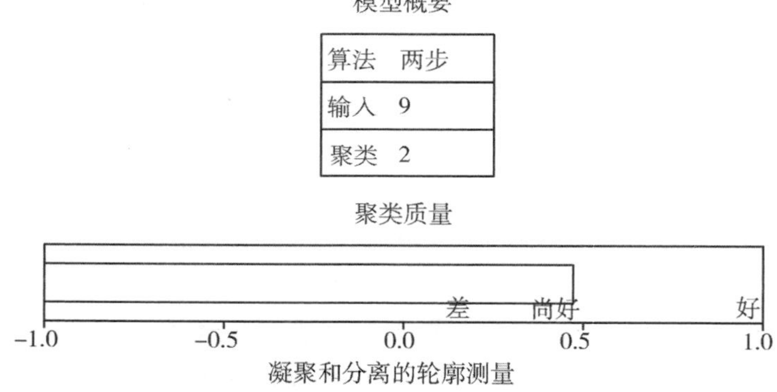

图 4-15　老年人健康信息查询动机和健康需求模型概要图

表 4-54 为老年人网络 HISB 模型的聚类视图，类Ⅰ包含观测数目为 74，类Ⅱ包含观测数目为 116，依据输入(预测变量)重要性大于 0.5(范围值为 0~1.00，值越大表明变量在聚类依据中重要性越高)以及输入变量的均值，从健康信息查询动机和需求角度看，老年人可分为以“健康信息查询动机先导”的两类：查询动机强(Ⅱ类)的老年人和查询动机弱(Ⅰ类)的老年人。查询动机变量的重要性整体上比健康信息需求变量高，说明老年人有强烈查询动机时通常对健康信息有较高需求度；尤其是“在身体状况出现问题时”动机下上

网查找健康信息重要性最高，其次是“亲朋好友身体出现问题时”，表明老年人在 Sylvie D. Lambert 提出的查询健康信息时所处的第一种情境“处理健康危险状况”下，更积极主动地查找健康信息。

表 4-54　**老年人健康信息查询动机和健康需求聚类视表**

聚类	大小	输入(均值)								
Ⅱ	61.1%(116)	D1 4.24	D4 4.26	D3 4.22	D2 4.12	X2 3.79	X5 4.03	X1 3.76	X4 3.79	X3 4.01
Ⅰ	38.9%(74)	D1 2.59	D4 2.89	D3 2.80	D2 2.64	X2 2.97	X5 3.16	X1 3.00	X4 3.00	X3 3.35
输入(预测变量)重要性		1.00	0.92	0.83	0.76	0.62	0.48	0.46	0.39	0.37

4.5　调查小结

笔者通过对老年人网络健康信息查询行为的各个方面进行了差异性分析，并得出了一定的结论。现将分析结果以关系图的方式呈现，如图 4-16 所示：

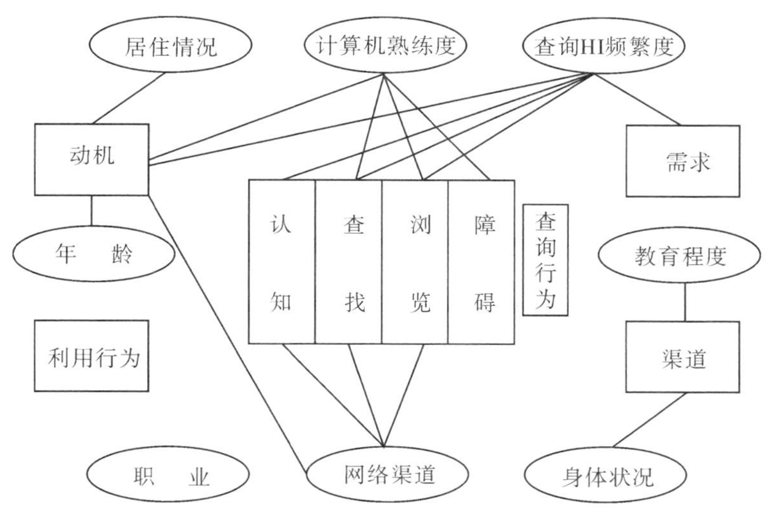

图 4-16　老年人健康信息查询行为差异性关系

同时也对老年人网络健康信息查询行为的各个方面进行了相关性分析,并得出了一定的结论。现将分析结果以关系图的方式呈现,如图 4-17 所示:

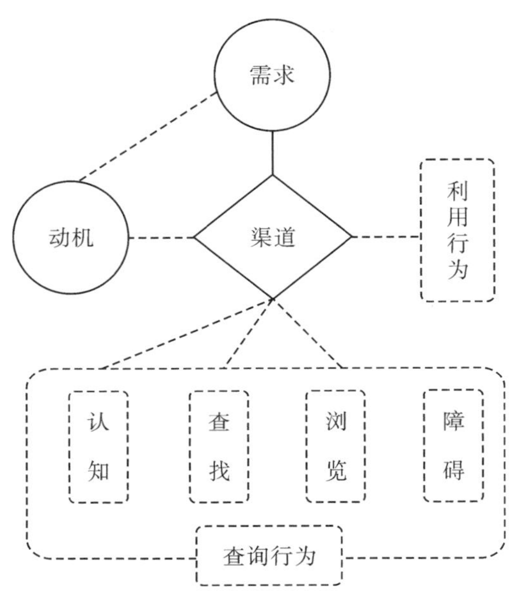

图 4-17　网络健康信息行为关系图

根据图 4-18 以及上述老年人与年轻人网络健康新查询行为对比分析,老年人与年轻人在网络健康信息查询动机、健康信息需求、健康信息获取渠道,网络健康信息查询行为的自我效能感和认知、查找方式选择、浏览与评价以及健康信息利用方面存在显著差异。对于健康信息查询动机,老年人主要是日常饮食保健需求,年轻人主要是个人身体欠佳产生的需求。在亲朋好友身体在身体欠佳、疾病治疗中或亲朋好友身体欠佳时,年轻人比老年人更倾向于网络查询,而老年人则更可能通过其他渠道了解信息。对于健康信息需求,老年人比年轻人更关注。而老年人关注最多的是医保政策信息,年轻人则关注最多的是医疗就诊信息。对于健康信息获取渠道,二者主要通过搜索引擎查找信息,但老年人比年轻人更倾向于求助亲朋好友

或门户网站。对于具体的查询行为，老年人比年轻人更倾向于泛泛浏览来获取健康信息，但比年轻人目标更明确，更认可网络上健康信息，查询过程中情绪更积极愉悦，并且认为网络健康信息获取容易，普遍认可其利用结果的积极作用，这可能使老年人更积极地利用网络获取信息，满足个人需求，形成良性循环。总的来看，老年人的健康信息查询行为比年轻人更积极。

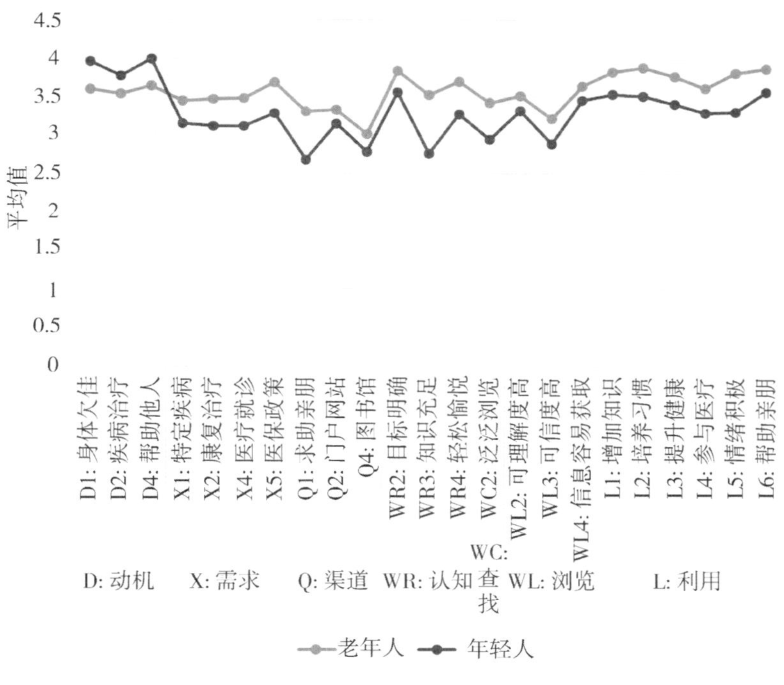

图 4-18 老年人与年轻人查询行为差异模块

此外，笔者通过聚类分析老年人群体的网络健康信息查询不同行为类型、网络健康搜索过程中不同类型行为以及网络健康信息查询动机和需求的类型，结果表明：①老年人的网络 HISB 是以“健康信息需求驱动”为特征，健康信息需求高的群体能更有效利用网络健康信息、更主动查找健康信息、网络 HISB 自我效能感高、查询动机也强，反之网络的 HISB 各方面较不积极；②老年人网络健康信息检索过程行为是以“自我效能感和认知”水平为特征，自我效能感和认知水平较高的老年人群体对其网络健康信息检索能力自信、更积极地查找网络健康信息且更有效地利用网络健康信息；③老年人群体的健康信息查询和需求之间是以“动机先导”的，查询动机强的老年人对健康信息整体都有较高需求度，尤其是在“自己/亲朋身体健康出现问题”时。

第 5 章　老年人网络健康信息查询行为实验分析

5.1　实验设计

5.1.1　研究问题

鉴于目前关于我国老年人网络健康信息查询行为特点、行为模式和影响因素研究相对较少，并且对于不同健康信息查找情境下的老年人认知、情感和健康信息处理缺乏研究，本研究提出三个研究问题：

问题 1：我国老年人网络健康信息查询过程的行为模式与特点；

问题 2：我国老年人在不同健康信息查询情境下网络健康信息查询中情感、认知和健康信息处理的差异；

问题 3：我国老年人网络健康信息检索表现的影响因素和影响老年人查询健康查询行为的因素。

5.1.2　研究方法

5.1.2.1　数据收集方法

本书采用①用户受控实验法：利用屏幕录像软件记录受试者网络信息检索的全部过程，对检索行为进行编码分析；②问卷调查法：利用问卷调查受试者的基本信息，以及通过每个任务检索后的 3 个里克特 5 级量表问卷,依次是:情感态度问卷、任务认知问卷和情境处理问卷,衡量老年人的情感态度、认知和情境处理变量;③访谈法:实验结束后对参与者进行访谈,包括"您在整个检索过程中遇到的主要障碍是什么""您对今天实验的结果感觉如何""您以前的相关经验是否帮助今天的检索,是如何帮助""您认为网络上的健康信息是否可理解可信""您在什么情况下会上网查找网络健康信息"(见附录 4)。

5.1.2.2　数据分析方法

对实验数据的分析采用以下方法:

(1)统计定量分析法利用 SPSS 统计软件:①对所有数据进行描述性(均值和标准差)分析;②分析老年人受试者检索表现与其年龄、受教育程度、网络检索熟悉程度的相关性(spearman 相关系数);③对 3 个不同健康信息查找情境中老年人情感、认知和情境处理变量的组间差异和两两之间进行差异分析(one-way ANOVA 和 LSD Duncan)。

(2)内容质性分析法

使用 ATLAS.ti 质性分析软件对访谈内容整理分类,并根据问题对答案编码分析。

5.1.3　检索任务及评价指标

本书设计的 3 个检索任务是依据健康信息查询所处的三种不同情境。健康领域专家 Sylvie D. Lambert① 提出的个体查询健康信息时所处三种情境:处理健康危险状况,它是以问题为中心的应对策略,查询者将注意力集中健康危险状况上,促使引导查询者更多地重视压力因素以解决健康风险;参与医疗决策,信息查询可帮助参与健康决策,了解治疗方案,减少抉择时的不确定因素和疑惑,决定合适方案;改变或预防不良健康行为,信息查询行为被认为是影响个体决定参与健康生活方式或预防不良健康行为的重要因素,足够的网络

① Lambert S. D., Loiselle C. G. Health Information-seeking Behavior [J]. Qualitative Health Research, 2007, 17(8):1006-1019.

健康信息更有可激发查询者在健康实践方面做出积极改变。根据这三种健康信息查找的情境,结合我国老年人常见的健康信息检索的内容主题,本实验设计了三个健康信息检索任务,如下:

任务一:你的一个朋友,他患有癫痫病,发作后容易引起昏倒,利用网络找到当癫痫病发作引起昏迷时,周围的人怎么做才能减少危险。写出 2~3 条做法。

任务二:你的一个朋友,他被诊断出患Ⅱ型糖尿病,医生建议注射胰岛素控制血糖,利用网络查找糖尿病患者什么情况下必须注射胰岛素。写出 2~3 个条件。

任务三:你的一个朋友,他患有高血压,除了服用降压药外,从网络上查找高血压患者的饮食或运动信息告诉他。写出 2~3 个包含此类信息的网站。

检索结果评价标准(见附录 2):从答案信息来源的可靠性(权重 10%)、内容准确性(权重 40%)和全面性(权重 40%)、信息整理的逻辑性(权重 5%)和条理性(权重 5%)这 5 项指标,分 A(71~100 分)、B(41~70 分)、C(0~40 分)三级对检索结果进行评分(答案由个人经验写出而非通过网络检索,则为失败)。

5.1.4 实验流程

本实验采用一对一的方式,每位老年人参与者的实验时间总体为 2 个半小时左右,每个任务检索限定在 20 分钟内,整个任务过程实施由实验指导人员控制,包括屏幕录制、访谈等工作,实验流程如图 5-1 所示。

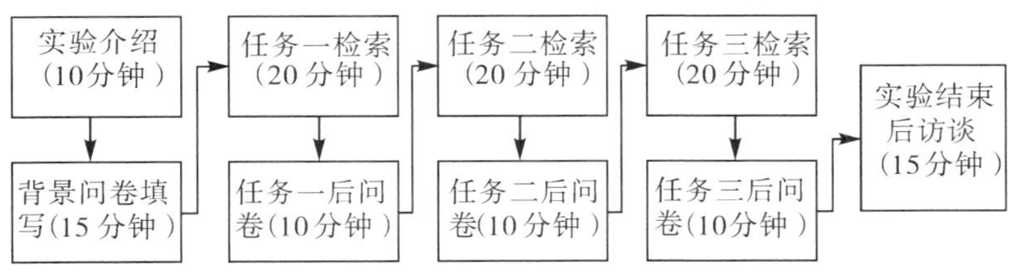

图 5-1 实验流程图

5.1.5　实验人员招募

实验采用随机方式招募 20 名受试者,要求年龄 55 岁以上,具有使用网络检索经验,受试者是武汉大学退休教师或是参加老年大学计算机班的学员。受试者的年龄范围为 55～81 岁,平均 64.3 岁(SD=6.93),其中 15 位女性、5 位男性;受教育程度情况为:13 位大学本科,3 位高中或大专,4 位初中或中专;使用网络的频率为:10 位每天都会,8 位一星期 2～3 次,2 位一星期一次;网络信息检索熟悉程度为:9 位一般熟悉,7 位不是很熟悉,4 位比较熟悉;身体健康状况为:13 位一般偶有不适,5 位长期患有某种疾病,2 位非常好。

5.2　基于检索过程老年人网络健康信息查询行为特点分析

5.2.1　检索工具选择行为

Huang Man 等把老年人网络健康信息检索策略总结为 4 种:内置搜索框检索、浏览器地址栏检索、搜索引擎检索、健康网站内检索,并认为检索策略在任务中呈现动态变化性①。本实验中,用户使用的检索策略单一,都是通过搜索引擎进行检索。所有用户对检索工具的选择行为共 85 次,其中,有 80 次选择百度搜索引擎、4 次选择百度问答搜索(百度知道)、1 次选择搜狗搜索。此外,检索入口转换很少,只有在百度问答搜索和百度网页搜索之间的变换以扩大或缩小检索范围。老年用户选择检索工具,都是平常熟悉的搜索引擎,说明定势心理在选择检索工具时起主要作用。

5.2.2　检索式构造行为

检索式能表明用户对检索任务最初的理解,而检索式重构可以

① Man Huang, Derek Hansen, Xie Bo.Older Adults' Online Health Information Seeking Behavior [C]. iConference 2012, February 7-10, 2012, Toronto, on Canada.

揭示在信息检索过程中用户对任务和检索系统的认知变化。本实验中老年人用户检索式构造行为共有89次,包括直接输入检索式、从下拉列表中选取检索式和选取搜索引擎提供相关搜索词三种行为。此外,对实验受试者的检索式重构行为进行统计分析,共识别出重构行为100次。

老年人在检索式构造阶段的行为特点有:

(1)构造检索式花费精力多

如表5-1所示,老年人构造的检索提问式平均长度为8.4个字,平均时间为2分2秒,即平均构造检索式速度为14.5秒/字。国内外研究表明用户倾向于构造较短的检索式,如马寒的研究表明,用户在百度搜索引擎所构造的检索式汉字词汇平均长度6.4个字[①];Huang Man 研究显示,老年人在完成不同健康信息检索任务时检索式长度为2.1~4.3个字符[②]。本实验中老年用户构造检索式的平均长度比先前研究都长,花费精力多,我们认为产生这样结果的原因有:老年人缺乏检索经验、检索能力较低、输入法不熟练和检索任务类型差异等。

表5-1 **检索式长度和构造时间**

统计项	检索式长度	构造检索式时间
最大值	20个字/字符	8分2秒
最小值	1个字/字符	14秒
平均值	8.4个字/字符	2分2秒

(2)构造检索式跟随性强

如表5-2所示,表现为对搜索引擎和任务描述内容的依赖。老

① 马寒,冯锦玲.中文搜索引擎用户检索式特征探析[J].情报学报,2005,24(6):718-722.

② Man Huang, Derek Hansen, Xie Bo.Older Adults' Online Health Information Seeking Behavior [C]. iConference 2012, February 7-10, 2012, Toronto, on Canada.

年人用户构造检索式来源于系统提示的占 37.1%，包括相关搜索和下拉列表提示，但选用搜索引擎提供的检索词，其检索结果出现广告推广网站概率大，易误导用户。此外，在检索式的语言构成中，自然语言使用 77 次，占 86.52%，用户倾向于使用实验中任务描述的内容。韩毅等研究认为对检索内容越熟悉、检索技能越高的用户在表达需求时更能使用其他语言形式①。本研究发现老年人由于对检索任务认知不明确、对自身检索能力不自信而倾向依赖其他渠道提供的检索提问式。

(3)高级检索策略使用少

实验检索式中逻辑检索使用只占 5.6%，且只使用空格。这与邓小昭总结网络用户信息检索行为特点相符合，他认为用户一般只使用简单检索策略，只有极少数人能正确使用高级检索策略②。

表 5-2　**检索式分析**

检索式内容构成		检索式来源		逻辑检索(空格)的使用
自然语言	词组	人工输入	系统提示	5 次
77 次	12 次	56 次	33 次	

根据 Soo Young Rieh 和 Xie Hong 对网络信息检索行为中常见查询式重构类型的定义③，结合本书查询重构所包含的类型，我们把检索式重构类型定义为以下 3 大类 7 个子类，并进行编码(对同一检索式重构行为分析时，可编码为两种及以上类型)，具体如表 5-3 所示。

① 韩毅. 用户网络信息检索的实验研究[D]. 重庆：西南大学，2007.

② 邓小昭. 因特网用户信息检索与浏览行为研究[J]. 情报学报，2003，22(6)：653-658.

③ Soo Young Rieh，Hong Xie. Analysis of Multiple Query Reformulations on the Web：The Interactive Information Retrieval Context [J]. Information Processing and Management，2006，(42)：751-768.

表 5-3 **检索式重构类型编码**

重构大类	子类	编码	示例
内容重构	缩检,调整提问式以缩小检索结果范围,通常用增加提问词或内涵更窄的词替换	S	癫痫病 更改为:癫痫发作时怎么办
	扩检,调整提问式以扩大检索结果范围,通常用减少提问词,或是用内涵更广的词替换	G	糖尿病怎么治疗最好 更改为:糖尿病
	同义词替换,用同义词替换先前的检索词	Y	dian xian bing 更改为:癫痫病
	平移,提问式含义上没有缩小或扩大,调整后提问词含义上有部分重叠,或反映不同侧面	P	癫痫病是怎么引起的 更改为:癫痫病急救措施
	跟随系统相关词,包括下面的相关搜索词提示词和输入框下拉表的相关提示词	R	高血压 更改为:高血压的治疗与饮食
语法和句法调整	术语调整,改变提问式的句法格式,包括词语前后位置的调整、中英文互换等	T	糖尿病在什么情况下必须注射胰岛素 更改为:糖尿病人需要注射胰岛素情况
资源范围调整	来源范围限定,调整信息来源的范围,或限定网站的部分搜索领域	D	百度知道搜索 更改为:百度网页搜索

老年人用户的检索式重构行为不频繁,共 100 次,平均检索尝试次数为 1.7 次,这与 Xie Bo 的结论相符。其研究表明老年人进行网络健康信息查寻时,检索式重构的频次少,平均只有 1.2 次①。如表

① Man Huang, Derek Hansen, Xie Bo.Older Adults' Online Health Information Seeking Behavior [G]. iConference 2012, February 7-10, 2012, Toronto, on Canada.

5-4 所示，89%检索式构造行为只包含一次检索重构，多次重构行为随重构次数的增加而减少。一次检索式重构中，出现频次较多的依次是内容重构大类中的缩减、跟随系统词、同义词替换、平移。41%的检索重构都包含有内容缩减，表明老年人受试者初次构造检索式往往范围过大，较为依赖搜索引擎，之后则通过缩小检索范围找到满意的答案；另外，跟随系统检索重构类型比例较多，占 31%，这是老年人较为特殊的重构行为倾向。多次检索式重构行为中，出现频次最多的为逐步缩减，其他多次重构模式有缩减后平移、缩减后同义词替换、平移后缩减、同义词替换后缩减，多次重构行为都是在内容重构大类下的重构类型之间交互进行的，说明老年人再检索时通常是对检索式的内容和语义上进行调整，且一次任务检索中出现 3 次以上重构行为很少。

表 5-4　**检索式重构类型分布**

一次重构类型	频次	多次重构类型	频次
S	41	S—S	5
R	31	S—Y	1
Y	7	P—S	1
P	5	Y—S	1
G	2	S—S—S	1
D	2	Y—S—S—Y	1
T	1	S—S—P—Y—G—S	1

5.2.3　检索结果浏览行为

浏览是网络信息检索的关键行为。王庆稳把网络信息浏览行为定义为：为满足已知或未知的信息需求，循超链接在不同节点间自由游移的目标导向或非目标导向的网上信息查寻行为①。本实验中检

① 王庆稳，邓小昭. 网络用户信息浏览行为研究[J]. 图书馆理论与实践，2009(2)：55-58.

索任务是基于特定的问题,是目标导向性浏览行为。

老年人受试者在检索网络健康信息过程中,共访问网页 200 次,平均每次任务检索查看 3.3 个网页。图 5-2 统计了被访问超过 4 次的网站,其中浏览最多的是百度网站,包括百度知道 40 次、百度百科 2 次、百度经验 5 次、百度文库 1 次。其他访问频次较多的网站依次是:寻医问药、39 健康网、好大夫、120ask 网站等目前我国用户访问量较大、具有一定影响力的健康类网站。可以看出,老年用户对百度下各网站的使用最频繁,占 24%。

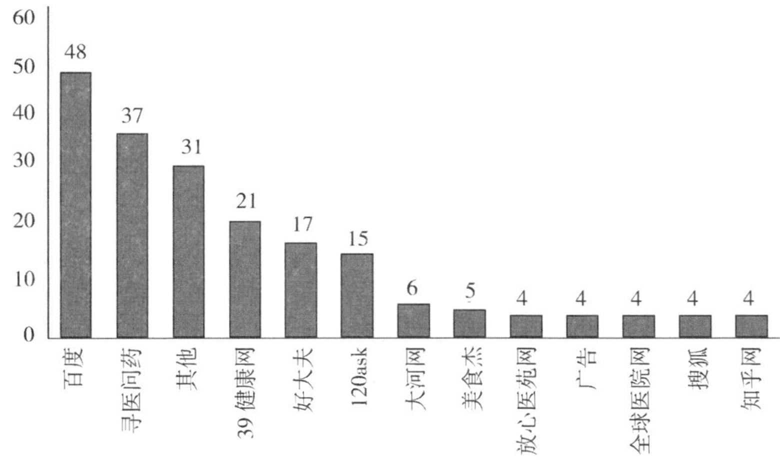

图 5-2 浏览网站频次

此外,本实验用户点击搜索引擎返回的结果中,共点击网站 174 次,点击网页内链接次数为 37 次,占 19.5%;其中所访问网站位于检索结果的第 1 页有 155 次,占 89.1%;一次任务检索中连续循着链接浏览最多达 5 个,这与其他学者的研究结果基本一致。邓小昭对一般网页检索进行研究,表明约 70% 的用户只查看了 Google 检索结果的首页,就每次检索行为而言,平均只查看 1.7 个网页①;Xie Bo 的

① 邓小昭. 因特网用户信息检索与浏览行为研究[J]. 情报学报,2003,22(6):653-658.

研究表明,老年人在检索网络健康信息时,查看的网页较少,平均查看 1.2-1.7 个网站[①];Peter G.Fairweather 认为,老年人更加倾向于利用网页上包含的链接,因为链接与搜索引擎相比更加显而易见,复杂性低[②];而韩毅研究表明,检索技能水平较低的用户会更倾向使用超链接来定位信息[③]。与国外研究相吻合,本实验受试者平均查看网页个数也较少,且老年人的检索水平偏低,更愿意使用网页内包含的链接查找信息。

5.2.4　检索结果选择行为

检索结果选择行为指用户从目标网站中获取检索答案。老年受试者最终选择答案的行为共 82 次,我们把网站按照内容类型和形式类型分为四种:综合类网站社区问答型、健康类网站社区问答型、一般健康类网站型、一般综合类网站型。用户答案选择最多来自于综合类网站社区问答型,即百度知道;其次是健康信息网站问答社区,如寻医问药、39 健康、120ask 等。可以看出,老年人倾向选择问答类网站获取检索答案。

我们进一步对老年人选择答案来源网站在检索结果列表中的深度进行了统计,如图 5-3 所示,可以看出一般老年用户选择搜索引擎检索结果列表的前 5 个网站,即位于检索结果网页的上部;选择排名第 1 的网站最多,占 20.7%;最大深度为 11,即一般搜索引擎检索结果第 2 页的第一个。可见,老年人对于搜索引擎的检索结果排序非常信任和依赖。

---

① Man Huang, Derek Hansen, Xie Bo.Older Adults' Online Health Information Seeking Behavior [C]. iConference 2012, February 7-10, 2012, Toronto, on Canada.

② Peter G. Fairweather.How Older and Younger Adults Differ in Their Approach to Problem Solving on a Complex Website [C].ASSETS 2008.

③ 韩毅. 用户网络信息检索的实验研究[D]. 重庆:西南大学,2007.

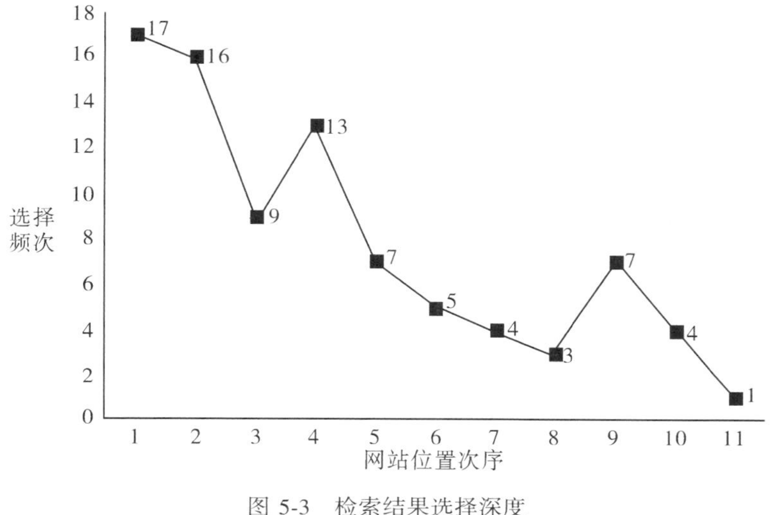

图 5-3 检索结果选择深度

5.3 老年人网络健康信息查询行为模式分析

5.3.1 检索过程的时间分布

Peter G.Fairweather 认为，老年人在使用网络过程中，倾向于更加缓慢地一页一页地浏览网页，花费更多的时间来完成任务，多次重复地访问一个网页，花费更多的时间选择目标链接，而这些差异和他们生理状况和认知能力的减退是保持一致的①。为分析老年人在网络检索中花费时间的分布，本实验统计了每一检索任务平均所用总时间以及检索式构造时间、检索结果浏览时间、网页内浏览时间、结果编辑时间 4 个检索阶段用时，其他阶段时间如系统或被试者的反应时间等没有记录在内。

实验要求检索任务在 20 分钟内完成，从表 5-5 可以看出，老年

① Peter G. Fairweather. How Older and Younger Adults Differ in Their Approach to Problem Solving on a Complex Website [G]. ASSETS 2008.

受试者每一检索任务平均用时 11 分 42 秒，在构造检索式上花费时间最多，平均为 2 分 2 秒，比其他三个阶段长 1 倍多，说明老年人在网络健康信息检索过程中，检索式的构造占用心力较大。因此，搜索系统应为老年人提供更便于检索的措施，如关键词相关提示等。受试者对搜索引擎返回的检索结果浏览时间比对网页内容的浏览时间平均短 21 秒，说明在判断网站与任务目标的相关性，确定点击哪个网站方面用户花费时间相对较少，一般点击排序在结果页面上部的网页；而在点击进入网页后则较为缓慢地浏览，以判断其内容与检索目标的相关性。此外，由于部分用户计算机技能缺乏，对所选信息编辑花费时间较长。

表 5-5　　**检索时间分布**

统计项	总用时	构造检索式用时	检索结果浏览用时	网页内浏览用时	结果编辑用时
平均时长	11 分 42 秒	2 分 2 秒	40 秒	1 分 1 秒	1 分 2 秒

5.3.2　高频检索行为模式

根据对老年人用户检索网络健康信息行为的记录分析，我们将检索过程分为 4 个阶段、14 种行为并编码，如表 5-6 所示。我们把用户的一次任务检索过程按操作顺序编码为一个行为序列，则共有 60 个序列，通过对 60 个行为序列的统计分析发现，老年人用户在信息检索中表现出三种明显的检索行为模式倾向，即首页/重选网页模式、跟随链接模式、重构检索式模式。在一次任务检索中，检索模式并不是单一存在，具有动态变换性。

（1）首页/重选网页模式

这种检索模式的行为编码序列为/ISR/RS/WC/，出现最为频繁，共 65 次。当搜索引擎返回检索结果后，用户会较为迅速进入一个网页内浏览，如果没有与任务相关答案，再回到初次检索结果页面，继续浏览，进入下一相关网页判断其内容，直到找到符合的答案。

表 5-6 检索行为编码

项目	检索行为操作描述	行为编码
搜索引擎行为	初始检索入口	SO
	更换检索入口	SC
提问请求行为	初始检索提问式	QO
	重构检索提问式	QC
检索结果处理行为	检索结果浏览	RS
	点击进入网页	WC
	浏览网页内容	WS
	点击网页内超链接	HC
	返回初始检索结果页面	ISR
	重复点击网页	WD
	退回上一个网页	WR
	检索结果集翻页	IRT
相关判断行为	选择结果	CV
	关闭网页	DL

在一次任务检索中最多重复出现/ISR/RS/WC/序列为 6 次，出现 1 次该序列的有 12 次任务检索，多数用户会利用此模式查找信息。

(2) 跟随链接模式

目前我国知名医疗健康信息网站大多包含问答形式的信息，如寻医问药等，网页内会有类似问题的超链接内容，使得老年人在查找时容易被链接吸引。跟随链接型检索模式的行为编码序列为/HC/WS/，共出现 31 次。用户进入网页后开始浏览，当看到与任务相关疾病提问超链接时就会点击链接，进入链接网页进行浏览，其中有 2 次任务检索中重复出现/HC/WS/序列模式 5 次。研究发现，这类用户通常检索经验不足，较为依赖搜索引擎的功能，而超链接的直观易操作性可免去重新选择网页或构造检索式的“麻烦”。

(3) 更换检索式模式

这种检索模式的行为编码序列为/QC/RS/WC/，共出现 28 次，用户浏览搜索引擎返回结果首页的网页名称和摘要，若判断返回的结果与任务问题无太大相关性，或浏览几个网页内容后发现与任务不相关，就更换检索提问式，重新检索，直到找到符合的答案。在一次任务检索中出现/QC/RS/WC/序列模式最多有 5 次。检索式重构是一般网页搜索中常用的检索方法，但老年人由于构造检索花费精力大，不是特别倾向于选择这种检索方式。

这三种模式是老年人网络健康信息检索过程中最常见方式，其他还有翻页、更换检索入口等方式。翻页模式的行为编码序列为/IRT/RS/，共出现 16 次，由于首页内容一般是最为相关内容或易被翻页上方“相关搜索”吸引，老年用户不常翻页查找信息，只有极少受试者会不断翻页，一次任务检索中重复/IRT/RS/序列最多达 6 次，到第 10 页。此外，研究发现老年人用户倾向于采用与浏览相关的行为模式，/RS/和/WS/出现次数为 239 次，占检索行为（不包括相关判断行为）的 30.2%。

5.3.3　检索失败行为

国外相关研究认为老年人信息检索表现较差，本书分析了导致老年人检索行为失败的原因，为开展提高老年人检索能力的措施提供参考。我们请健康领域专家对 20 位实验受试者的 60 次检索结果以百分制进行评价，把低于 60 分看做检索失败行为，共有 9 次检索失败，占 15%。通过对每次检索失败行为的录屏资料的观察和分析，发现老年人检索失败原因依次有：①任务认知不明确。部分用户对于检索任务内容或要求不理解，使其检索式构造偏离目标而无法找到信息，或是查找的答案不符合任务要求。②网络知识缺乏。一些用户对网站相关概念不清楚，缺乏对其质量的判断性不能识别出推广类广告网站等。③计算机技能低。部分老年人无法熟练使用输入法等功能而花费大量时间。④检索策略缺乏变化。这类用户通常会不断重复已失败的检索模式，如一位用户在构造一个检索范围过大的提问式后，就开始漫长浏览，不断翻页，在一个网站内浏览时间约 3 分钟。

老年人的信息检索行为的每一个过程都依赖于他们已有的知识

结构和认知能力,而且认知能力随着年龄的增加而衰退。Aideen J. Stronge 研究表明,当老年人查寻信息遇到困难的时候,具备领域专业知识和网络检索策略知识可以选择更有效的关键词和检索策略检索,完成检索任务①。本实验中,从老年用户检索行为失败的原因可以看出,认知能力、知识和经验是影响老年人网络健康信息检索的主要因素。因此,可从老年人网络检索知识的教授、提高认知能力等方面提高老年人检索能力,使其更有效利用网络健康信息。

5.3.4 老年人网络健康信息检索行为模式与特点

老年人网络健康信息检索表现出三种明显的行为模式,首页/重选网页模式、跟随链接模式、重构检索式模式,且倾向于采用浏览相关行为模式,在一次任务检索中,检索模式并不是单一存在,具有动态变换性。与一般网页检索相比,老年人网络健康信息检索中不倾向于翻页,约90%只查看首页内容,平均查看网页较少,更愿意使用网页内链接查找信息。

老年人检索行为对搜索引擎的依赖性。由于老年人网络搜索经验缺乏和认知能力减退,对自身网络检索能力不自信,较为依赖搜索引擎。如在构造检索式时,跟随系统提示的下拉列表选择检索式或是网页下的相关搜索,Xi Niu 和 Diane Kelly 认为,检索知识不足的或是检索困难的任务时,实验参与者更多使用搜索引擎的提示②;在信息浏览和选择过程中,只看排序非常靠前的网页;容易被相关搜索链接吸引等,Peter. G.Fairweather 认为,老年人更加倾向于利用网页上包含的链接,是因为链接与搜索引擎相比更加显而易见,复杂性低③;而韩毅研究表明,检索技能水平较低的用户会更倾向使用超链

① Aideen J. Stronge, et al. Web-Based Information Search and Retrieval: Effects of Strategy Use and Age on Search Success [J]. Human Factors, 2006, 48 (3): 434-446.

② Xi Niu, Diane Kelly. The Use of Query Suggestions During Information Search [J]. Information Processing and Management, 2014 (50): 218-234.

③ Peter G. Fairweather. How Older and Younger Adults Differ in Their Approach to Problem Solving on a Complex Website [G]. ASSETS 2008.

接来定位信息[①]。此外,部分受试者经常询问实验指导人员,表达检索需求时较为依赖检索任务的描述内容。

老年人检索行为的定势性。老年受试者在检索工具的选择时会倾向选择自己平常习惯的搜索引擎,一般很少变换;老年人的检索式重构行为不频繁,且很少使用高级检索策略;浏览网站时也会受到日常搜索经验的偏好影响等,最倾向访问百度知道。

5.3.5　网络健康信息对老年人日常信息获取的影响

本书从网络信息角度出发,探讨网络健康信息对老年人检索行为的影响,通过对用户访谈内容分析,研究发现:健康状况、网络熟悉程度和网络健康信息的可信度是老年人利用网络获取健康信息时考虑的主要因素。

本实验中,身体状况良好的老年人用户不主动查找健康信息,只有当出现健康问题时才会查找网络健康信息,而身体状况不好的用户对健康信息较为关注。其中,对网络熟悉度高的用户会主动查找疾病信息、浏览健康类网站,网络熟悉度低的用户则通过其他渠道获取信息,如一位受试者说到“我想要上网查询健康信息,但是计算机知识的缺乏使上网不是很方便”。老年人认为网络健康信息易于理解,但对其可信性持怀疑态度。对于网络健康信息的可信性和可理解性,40%的用户表示非常容易理解,60%用户则认为比较容易,对于专业的病理知识不太理解。85%的用户认为网络健康信息可信度不确定,但具有参考价值,其中一位受试者说到“大的网站如有些医院发布的健康信息还是比较可信,但有些广告网站或信息还要仔细分辨,不好的东西就不采用”;但也有 3 名用户认为网络健康信息是完全可信,如一位受试者说到“我对网络信息很相信,包括吃药的控制、身体锻炼等,认为不是诈骗信息,而是医生的建议”。

Xie Bo 等认为获取高质量健康信息是老年人制定健康决策至关

① 韩毅. 用户网络信息检索的实验研究[D]. 重庆:西南大学,2007.

重要的因素①;而 Slater M.D.和 Zimmerman D.E.研究了五个不同的网络搜索引擎,发现高达 43%搜索结果都没有科学的证据,还可能有无科学依据的医疗产品销售②;高琴对 16 个中文健康信息网站进行评估,发现目前中文健康网站基本可认为处于一般水平或接近良好,网上健康信息质量良莠不齐,用户需谨慎利用网络医疗健康信息③。目前,网络健康信息缺乏一定质量评价和控制,我国缺乏权威的医疗健康网站及部分老年人对网络健康信息认知不正确,对于老年人利用网络健康信息十分不利。

5.4 不同健康信息查询情境模拟下的行为对比分析

5.4.1 不同情境下老年人任务检索表现比较

本书根据检索结果评价标准对 20 位老年人受试者的 60 次任务检索答案评分(见表 5-7),可以看出,任务一平均得分最高,任务二的平均得分最低且分值差异最大。我们假定任务分值代表老年人的网络健康信息检索表现,并认为任务二难度最大,任务一最简单。

表 5-7 **任务得分描述**

项目	任务一成绩	任务二成绩	任务三成绩	平均成绩
均　值	87.73	71.23	75.48	78.14
标准差	8.926	28.624	18.971	13.670

---

① Xie Bo, Bugg J. M. Public Library Computer Training for Older Adults to Access High-Quality Internet Health Information [J]. Library & Information Science Research, 2009, 31(3): 155-162.

② Zamarian L., et al., Information about Medications May Cause Misunderstanding in Older Adults with Cognitive Impairment [J]. Journal of the Neurological Sciences, 2010, 298(1-2): 46-51.

③ 高琴. 中文健康信息网站的评价 [J]. 中华医学图书情报杂志, 2010, 19(2): 40-44.

实验利用 Spearman 相关系数检验分析老年人用户年龄、网络检索熟悉程度、受教育程度和使用网络频率对网络健康信息检索表现的影响，如表 5-8 所示。结果表明，任务一的得分与老年人受教育程度相关性显著（sig=0.031<0.05），任务二的得分与网络熟悉程度相关性显著（sig=0.012<0.05），年龄和使用网络的频率与任务成绩没有显著的相关性。可以说明，在较困难的检索任务中，老年人更依赖于其网络信息检索经验，对网络检索越熟悉则越容易完成任务，而在较为容易任务中，受教育程度的作用更大一些，受教育程度越高则完成任务越好；此外，年龄并是不影响老年人检索网络健康信息的重要因素，通过教育和培训提高老年人有关网络的知识和技能有助于提高其网络健康信息的检索能力。

表 5-8　**任务表现相关因素分析**

项目		年龄	网络熟悉程度	受教育程度	使用网络频率
任务一	相关系数	.023	−.086	.484 *	−.095
成绩	Sig.（双侧）	.925	.720	.031	.690
任务二	相关系数	−.210	−.552 *	.246	−.272
成绩	Sig.（双侧）	.375	.012	.297	.245
任务三	相关系数	−.265	−.358	.308	.072
成绩	Sig.（双侧）	.260	.122	.186	.764

* .相关系数的显著性水平为 0.05

通过对老年人用户检索过程中遇到的主要障碍这一问题访谈，把受试者的访谈语音转化为文字并用 ATLAS.ti 软件编码（对关于检索困难的语句提炼为关键词）分析，见表 5-9。可以看出，有 6 名受试者表示检索过程没有困难，从老年人主观认识的角度看，其网络信息检索最大的障碍是文字输入，包括输入文字速度慢、一些拼音不熟悉等，其次是计算机操作、网络健康信息判断和检索经验不足；其中，前两项障碍是与计算机硬件使用相关的问题，后两项是关于网络信息检索的困难，归因于老年人健康信息素养较低，而关于任务内容的认知的障碍则很少。

表 5-9 **任务检索障碍因素分析**

关键词	词频	关键词	词频
没有困难	6	检索经验不足	2
文字输入困难	8	实验用计算机不习惯	2
计算机操作不熟练	6	任务内容不熟悉	1
网络信息判断困难	3	合计:	28

不同情境下老年人的检索表现存在差异,情境一表现最好,其次是情境三和情境二。其中,受教育程度和网络熟悉程度是影响老年人网络健康信息检索表现的主要因素,spearman 相关系数分析有统计学意义(sig<0.05),而年龄、职业、健康状况、使用网络的频率都没有显著的影响。老年人在网络检索的障碍主要包括计算机操作不熟悉、缺乏网络检索和医疗专业知识经验等,可以总结为健康信息素养低下。健康信息素养,是指认识到健康信息需求,熟悉可能的信息源并应用它们来检索相关信息,评价信息的质量以及在某一具体情况下的适用性,分析、理解并利用信息做出合理决策的能力。Xie Bo① 研究 218 位老年人通过在图书馆开展基于计算机的健康素养教育后,其计算机和网络知识、技能及情感态度在教育前后有显著性的提升,且 78% 参与者认为教育已经影响到自身健康行为。这启示我们可以通过设施良好公共图书馆和医疗机构对老年人开展教育培训,提升老年人健康信息素养,具有重要社会和经济意义。

5.4.2 不同情境下老年人情感比较

针对老年人网络健康信息检索过程的情感态度变化,我们在调查问卷中提出了 5 个问题,采用里克特 5 级量表,1~5 分表示同意的

① Xie Bo, Bugg J. M. Public Library Computer Training for Older Adults to Access High-Quality Internet Health Information [J]. Library & Information Science Research, 2009, 31(3): 155-162.

程度由低到高,1 分表示完全不同意,5 分表示非常同意。

1.当我看到这个检索问题时,我非常自信能够找到答案。

2.我在检索问题的过程中,我能够非常从容地应对。

3.在这次检索任务结束后,我感觉到心情十分愉悦。

4.我觉得这次检索完成非常成功,我找到了正确的答案。

5.我觉得这次检索时间十分充足,足够我使用。

表 5-10 表明,情感态度得分均值较高(平均 4.0),其中第二个任务得分最低;老年人检索前比较自信,平均得分 4. 1(第 1 题),但检索过程中(第 2 题)自信度比之前低,平均得分 3. 9;对检索结果较满意,平均得分 4.0(第 3、4 题)。可以说明,老年人对网络健康信息检索情感比较积极,尽管检索表现没有那么成功,任务难度对情感态度有一定消极影响。采用单因素方差分析(one-way ANOVA)和两两比较(LSD)比较三个不同健康信息查找情境中,老年人情感态度的组间差异和两两差异,结果表明,都没有显著性差异。通过对受试者检索后情感态度访谈,把访谈语音转化为文字并用 ATLAS.ti 软件编码分析,9 位老年人提到"感觉良好",6 位提到"感觉很好",5 位认为实验过程"轻松愉快"。可以看出,多数老年人主观感觉良好、与其得分相符,对整体实验过程有积极正向的反应。

表 5-10　**情感态度变量描述**

情境		第 1 题	第 2 题	第 3 题	第 4 题	第 5 题
1	均值	4. 25	3. 95	3. 95	4.05	3. 85
	标准差	. 910	1.050	1.050	. 999	. 988
2	均值	3. 90	3. 90	4.00	4.00	3. 90
	标准差	. 912	. 912	. 973	. 918	. 968
3	均值	4. 25	3. 90	4. 15	4. 30	4. 15
	标准差	. 910	. 968	. 988	. 865	. 875
总计	均值	4. 13	3. 92	4.03	4. 12	3. 97
	标准差	. 911	. 962	. 991	. 922	. 938

从情感角度看，虽然老年人健康信息检索得分并不高，但无论在哪种情境下老年人的情感态度都是很积极正向的，并无显著性差异，且大多数参与者对整个检索实验的感觉愉快，还认为可以增加自己的知识技能；这与 Man Huang 等的研究一致，他们认为尽管老年人检索成功率低，但是关于他们的检索经验和找到的信息都有积极的反应和满足感①；Kyung-Sun Kim 也认为情感对用户的检索表现没有显著影响 ②此外，健康信息查询对老年人的影响可分为积极和消极两方面，积极作用包括对相关网络和疾病认知知识的提升、改善自身健康行为，积极的情感慰藉，但也有老年人会逃避查询健康信息，认为健康信息会增加不安情绪③。

5.4.3 不同情境下老年人认知比较

针对老年人网络健康信息检索过程认知情况，我们在调查问卷中提出了 5 个问题，问题是关于老年人的任务认知（第 1 题）、医疗专业知识（第 2、3 题）、网络检索知识（第 4、5 题），采用里克特 5 级量表，1 到 5 分表示同意的程度由低到高，1 分表示完全不同意，5 分表示非常同意。

1.我非常清楚地理解这个检索问题的意思（目的）。

2.我在检索前就对这个问题（疾病）的相关知识非常了解。

3.我在检索前就确定地知道这个问题的答案。

4.我知道在网络上通过什么方法能够找到正确答案。

5.我认为我从网络上查找到的答案是正确可信的。

表 5-11 表明，老年人健康信息检索认知的得分比情感要低（平均 3.5）。从任务角度看，第三个任务所有得分最高，情境三是关于

① Man Huang, Derek Hansen, Xie Bo.Older Adults' Online Health Information Seeking Behavior [G]. iConference 2012, February 7-10, 2012, Toronto, on Canada.

② Kyung-Sun Kim. Effects of Emotion Control and Task on Web Searching Behavior [J]. Information Processing and Management, 2008 (44):373-385.

③ Lambert S. D., Loiselle C. G. Health Information-seeking Behavior [J]. Qualitative Health Research, 2007, 17(8): 1006-1019.

老年人的预防不良健康行为信息，如饮食保健等，是日常生活中老年人常处的情境，因此整体认知分数高。从题目看，第 1 题和第 5 题得分较高（平均 4.0），受试者对任务本身和网络信息理解能力较强；第 3 题和第 2 题得分最低（平均 2.8、3.3），说明老年人的医疗疾病专业知识和网络检索知识相对缺乏。

表 5-11　**认知变量描述**

情境		第 1 题	第 2 题	第 3 题	第 4 题	第 5 题
1	均值	3.85	3.05	2.50	3.60	3.90
	标准差	.988	1.276	1.433	.995	1.119
2	均值	4.05	3.10	2.40	3.85	4.05
	标准差	.999	1.410	1.273	.875	.759
3	均值	4.00	3.70	3.35	4.20	4.00
	标准差	.973	1.261	1.268	.834	.918
总计	均值	3.97	3.28	2.75	3.88	3.98
	标准差	.974	1.329	1.373	.922	.930

实验采用单因素方差分析（one-way ANOVA）和两两比较（LSD）分析方法，比较三个不同情境中，认知变量的组间差异和两两差异（见表 5-12）。统计检验表明，认知在情境之间没有显著性差异；但情境一和情景三在第 3 题上有显著性差异（$p<0.05$），情境二和情境三在第 3 题上也有差异（$p<0.05$），可以看出，不同情境对医疗专业知识影响有显著差异，且情境三的任务难度最小，而情境二是关于疾病治疗方案选择，需要更多专业知识，信息查找难度最大，与情境三的均值差也更大；情境一和情境三还在第 4 题上的差异有显著性（$p<0.05$），说明情境一和情境三对网络检索知识的影响有差异。此外，从均值差值来看，情境三和情境一（0.65）、情境三和情境二（0.60）在第 2 题上较大，说明不同情境下老年人的医疗健康知识领域存在差别。

表 5-12　　不同情境认知两两比较

因变量	(I)情境	(J)情境	均值差 (I-J)	显著性
第 3 题	1	3	-.850*	.047
	2	3	-.950*	.027
第 4 题	1	3	-.600*	.040

*.均值差的显著性水平为 0.05

实验对老年人检索过程中有帮助的经验这一问题访谈,把访谈语音转化为文字用 ATLAS.ti 软件编码分析。表 5-13 可以看出,有 17 位受试者表明之前的经验有帮助,从受试者的主观认识角度看,检索经验是最有帮助的,其次是任务认知和计算机使用,表明计算机/网络技能、经验和知识是老年人检索过程中最为依赖的。

表 5-13　　任务检索有用经验

关键词	词频	关键词	词频
有帮助	17	任务认知经验	8
信息检索经验	9	计算机经验	6

从认知角度看,不同情境存在差异,情境三认知平均得分最高,由于情境三是关于查找健康信息从而改变或预防不良健康行为,是老年人最常处的情境如查找饮食和保健类信息,所以认知最好;医疗专业知识和网络检索知识的缺乏,是老年人在健康情境中查找信息最大的认知障碍,医疗知识认知得分最低(平均得分 3.0);其中疾病专业知识对三种情境下健康信息查找的影响有显著性差异(sig<0.05)。85%受试者的主观上认为经验对信息检索有帮助,依次是健康信息检索经验、任务认知经验和计算机使用经验,表明计算机/网络知识、检索经验是老年人查询健康信息最依赖的。

5.4.4　不同情境下老年人信息利用比较

针对个体在疾病治疗或健康预防过程中通过网络查找健康信息

的方式和态度,我们在调查问卷中提出了 5 个问题,采用里克特 5 级量表,1 到 5 分表示同意的程度由低到高,1 分表示完全不同意,5 分表示非常同意。

1.我身体突然出现问题时/在疾病治疗前/在日常生活中,会通过网络查找相关信息。

2.我解决健康问题/选择疾病治疗方案/需要医疗保健信息时,首选网络查找信息。

3.网络健康信息对我处理身体危险/选择疾病治疗方案/身体保健,非常有帮助。

4.网络健康信息对处理健康危险/制定医疗决策/自身健康认识行为,有很大影响。

5.我认为查找与身体突发问题/疾病治疗方案/医疗保健相关信息,非常容易。

表 5-14 显示,情境变量所有得分都超过 3 分,表明老年人健康情境的信息行为是正向积极的;从题目角度来看,第 1 题和第 2 题的得分较第 3 题和第 4 题低,前两题是对网络健康信息查找的行为揭示(平均 3. 6),而第 3、4 题(平均 4.0)揭示受试者对网络健康信息与医疗健康关系的态度,说明老年人认为网络健康信息有积极作用,但现实中信息利用不充足;从任务角度来看,情境三得分最高(平均 4. 0),由于老年人最常处于此情境,信息行为活跃。此外,实验采用单因素方差分析(one-way ANOVA)和两两比较(LSD)分析方法,比较健康信息处理的组间差异和两两差异,检验表明,二者都没有显著差异。从均值差值来看,情境一和情境二(0. 50)、情境二和情境三(-0. 70)在第 2 题上较大,情境二难度最高,老年人倾向选择医生的建议,参与医疗决策积极性低;情境一和情境二差值(0. 55)在第 3 题上较大,情境一是以问题为中心的信息查找,最易得到满足。

Lambert 提出的三种情境,包含了个体在查询健康信息时所处的情境。情境一和情境二是关于医疗过程信息的查询,侧重于疾病的原因和治疗,而情境三是健康保健过程信息的查询,老年人最为熟悉。另外,情境一是以问题应对为目的的查询,引导查询者解决健康

表 5-14　　情境处理变量描述

情境		第 1 题	第 2 题	第 3 题	第 4 题	第 5 题
1	均值	3. 50	3. 75	4. 20	3. 85	3. 85
	标准差	1. 504	1. 372	. 951	. 933	. 988
2	均值	3. 60	3. 25	3. 65	4.05	4. 10
	标准差	. 821	1. 251	. 988	. 887	1.021
3	均值	3. 75	3. 95	4.05	4.00	4. 15
	标准差	1.070	. 999	. 826	. 973	. 933
总计	均值	3. 62	3. 65	3. 97	3. 97	4.03
	标准差	1. 151	1. 233	. 938	. 920	. 974

危险状况,而情境二和情景三则需要从多方面查找有关信息,通过权衡评估从而选择合适的结果。总而言之,情境二最为复杂,需要查询者具备更高的信息素养。整体来看,老年人认为网络健康信息对身体健康有积极的作用,但具体医疗过程中并没有充分利用网络健康信息来解决身体问题、制定医疗决策等。不同情境下,老年人查找网络查找健康信息的方式和态度没有显著的差异,但在情境三中查询健康信息最为积极,说明他们生活中最常利用网络查找健康保健类信息,另外两种情境下更倾向于从医务人员处获取信息。

5.5　实验小结

本实验研究了健康情境下老年人网络信息检索中各个阶段的行为特点和常见的检索行为模式,不同健康情境下老年人情感、认知和健康处理的差异以及影响老年人网络健康信息查询的因素。

首页/重选网页模式、跟随链接模式、重构检索式模式是老年人网络健康信息检索中三种常见的行为模,且老年人倾向采用浏览相关行为模式,在一次任务检索中,检索模式并不是单一存在,具有动态变换性。由于老年人网络搜索经验缺乏和认知能力减退,对自身网络检索能力不自信,老年人对搜索引擎有一定的依赖性,且其检索行为具有定势性。

在不同健康信息查询情境下，虽然老年人检索任务得分并不高，但情感态度很积极正向并无显著性差异，且大多数参与者对整个检索实验的感觉愉快，认为可以增加自己的知识技能；不同情境存在认知差异，由于情境三是关于查找健康信息从而改变或预防不良健康行为，是老年人最常处的情境如查找饮食和保健类信息，所以情境三认知最好，关于特定疾病的专业知识对不同情境信息查找的影响则有显著性差异(sig<0.05)；不同情境下老年人健康信息处理没有显著差异，但在情境三中最为积极查找利用健康信息，而在情景二是关于参与医疗决策，老年人利用网络健康信息最少，倾向于从传统渠道如医务人员处获取信息。

受教育程度和网络熟悉程度是影响老年人网络健康信息检索表现的主要因素(sig<0.05)，而年龄、职业、健康状况、使用网络的频率都没有显著的影响作用。此外，在较困难的检索任务中，老年人更依赖其网络信息检索经验，对网络检索越熟悉则越容易完成任务，而在较容易任务中，受教育程度的作用更大一些，受教育程度越高则完成任务越好。健康状况、网络熟悉程度和健康信息可信度是影响老年人主动查找网络健康信息的主要因素，健康状况不好或是网络熟悉程度高的老年人更倾向利用网络查找健康信息，老年人对健康信息的可信程度持有怀疑态度但肯定其参考价值。计算机操作不熟悉、缺乏检索和医疗知识与经验等是老年人网络检索的主要障碍，可以通过基于计算机使用/网络检索的教育培训提高老年人查找和利用网络健康信息的能力。

第 6 章　网络健康信息搜寻行为模型的提出及相关讨论

6.1　老年人网络健康信息查询行为模型

本书第 1 章中,我们对比了先前的网络健康信息查询行为模型,结合目前网络查询行为模型的特点,选择基于网络信息查询行为过程来构建老年人的网络 HISB 模型,笔者把网络健康信息查询的过程分为五个行为阶段:健康信息查询动机、健康信息需求、健康信息获取渠道、网络健康信息查询行为、健康信息利用。

在本书第 2 章,我们调查分析目前我国老年人的网络健康信息需求和常见的网络健康检索主题;第 3 章分析我国老年人获取健康信息的渠道;接着在第 4 章中,我们设计了老年人网络 HISB 调查问卷,了解老年人在网络健康信息查询过程中的行为及相关性,并与年轻人作对比;最后第 5 章中,我们设计了一个用户实验探讨老年人网络健康信息检索行为的特点、模式及影响因素,并分析在不同健康信息查询情境下老年人的情感、认知和行为差异。

根据上述的调查和实验结果,笔者提出了老年人网络健康信息查询行为模型,如图 6-1 所示。

本研究提出的老年人网络健康信息查询行为模型包含三个部分:影响因素、网络 HISB 过程和检索行为模式。首先,此模型以网络健康信息查询行为过程为重点,包含了老年人查询网络健康信息

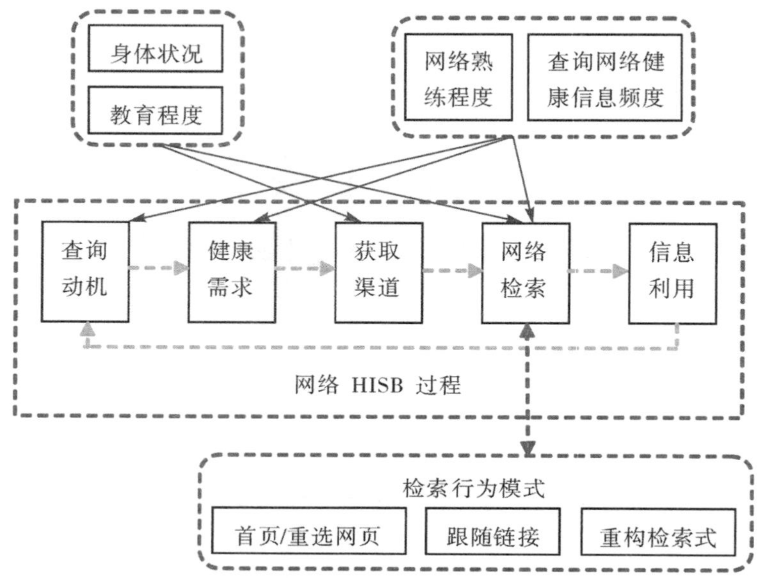

图 6-1　老年人网络健康信息查询行为模型图("→"表影响作用)

过程中的 5 个行为阶段,老年人首先产生网络健康信息的查询动机,其次意识并形成健康需求,然后选择网络渠道进行信息检索,对获取的信息吸收利用,其中健康信息检索是老年人利用网络查询健康信息的重要过程;若得到信息满足,老年人可能结束网络健康信息查询过程或因此激发产生新的查询需要,若得不到满足,老年人可能重新查询或是通过其他渠道去获取健康信息。其次,通过定量统计性分析和定性的内容分析,模型最终纳入了 4 个网络 HISB 影响因素:身体状况、教育程度、网络熟练程度和网络健康信息查询频度,其中前两个属于老年人的个人状态因素,后两个是其功能性因素,具体影响作用如图 6-1 所示。最后,通过第 5 章用户实验中关于老年人的网络健康信息检索行为高频行为模式分析,我们得到老年人最常见的三种检索行为模式:首页/重选网页模式、跟随链接模式和重构检索式模式,从而体现老年人具体的检索行为倾向。总之,此模型基于老年人网络健康信息查询的过程,探究其网络 HISB 行为的影响因素并具体分析其检索健康信息过程中的行为模式。

6.2 影响老年人网络健康信息查询行为的因素

老年人网络健康信息查询行为的影响因素是本研究的重点,探究其 HISB 影响因素能够为提升老年人的网络健康信息查询行为措施提供证据与建议,根据前人的研究和本书的相关影响因素研究,笔者将影响因素分为三大类:个人状态因素、个人功能因素和健康信息素养因素。

6.2.1 个人状态因素

个人的状态因素主要指老年人的人口学变量,是个体本身所具备的不易改变的特征。本研究中,老年人的性别、年龄、身体状况、受教育程度、居住情况这 5 个因素对其网络健康信息查询行为有影响。

本研究表明:老年人的受教育程度和身体健康状况,是其选择健康信息获取渠道、主动查询健康信息的关键因素,健康状况不好的老年人更倾向利用网络查找健康信息,也更加主动去查找信息;而受教育程度也是影响老年人网络健康信息检索表现的主要因素,有显著影响($sig<0.05$),在较容易任务中受教育程度越高的老年人更容易则完成检索任务。此外,老年人的性别、年龄和居住情况因素在其网络健康信息查询动机、信息需求、渠道、检索行为和利用方面存在差异。

6.2.2 个人功能因素

个人功能因素是指老年人拥有的相关技能、认知、知识和经验。本研究中老年人的计算机/网络使用的熟练程度、查询网络健康信息的频繁程度、网络健康信息检索自我效能感、健康医疗专业知识、网络检索知识这些因素对其网络健康信息检索行为有影响。

本研究表明:计算机/网络技能高、利用网络查询健康信息频繁的老年人更倾向于通过网络查找健康信息,信息查找和利用效果更好;具有较高自我效能感和认知水平的老年人会更积极地查找网络健康信息且更有效地利用网络健康信息。网络健康信息检索中,计算机/网络熟悉程度是影响老年人主动查找网络健康信息的重要因素,同时也是影响老年人网络健康信息检索表现的主要因素,有显著影响(sig<0.05),在较困难的检索任务中,老年人更依赖其网络信息检索经验;而缺乏网络检索和健康医疗知识与经验则是老年人网络健康信息检索的主要障碍。可以看出,提高老年人的网络健康信息查询能力须从其功能因素入手,通过干预性的教育培训措施提升老年人的计算机/网络、信息检索、医疗健康方面的知识和技能,进而提升其利用网络健康信息改善自身健康状况的能力。

6.2.3 健康信息素养因素

健康信息素养(HIL)是指认识到健康信息需求,熟悉可能的信息源并检索相关信息,评价信息的质量以及在某一具体情形下的适用性,分析、理解并利用信息做出合理的健康决策的能力。老年人的网络健康信息查询行为受到其健康信息素养水平的影响。

本研究表明:健康信息需求高的老年人更主动查找和利用网络健康信息,整体网络HISB都较为积极,反之健康信息需求意识低群体的网络HISB较为被动;老年人越熟悉网络(信息源)及检索健康信息方式,其对网络健康信息的整体查找、浏览和利用效果就越好,网络查询健康信息的障碍也就越小;这表明老年人健康信息素养对其网络HISB有影响作用。Xie Bo的一系列研究表明①②③,老年人通过在图书馆开展基于计算机的健康素养教育后,其计算机和网

① Xie Bo. Older Adults, e-Health Literacy, and Collaborative Learning: An Experimental Study [J]. Journal of the American Society for Information Science and Technology, 2011,62(5):933-946.

② Xie Bo. Experimenting on the Impact of Learning Methods and Information Presentation Channels on Older Adults' e-Health Literacy [J]. Journal of the American Society for Information Science and Technology, 2011,62(9):1797-1807.

③ Helena Blazun, et al. Impact of Computer Training Courses on Reduction of Loneliness of Older People in Finland and Slovenia [J]. Computers in Human Behavior, 2012(28):1202-1212.

络知识、技能及情感态度在教育前后有显著性的提升,通过教育和培训能够提高老年人网络健康信息查询素养,更积极参与自身健康决策和提高,而目前老年人健康信息素养提升主要是由公共图书馆和政府机构开展的,这些也启示我们可以通过设施良好公共图书馆和医疗机构对老年人开展教育培训,提升老年人健康信息素养。

6.3 老年人网络健康信息查询行为主要特点

笔者调查和实验研究表明,老年人的网络健康信息查询行为与其他属性的人群存在差异。老年人的健康信息查询行为比年轻人群体更积极;与一般人群网络检索行为相比,老年人网络健康信息检索中不倾向于翻页,约90%只查看首页内容,平均查看网页较少,更愿意使用网页内链接查找信息;而与美国老年人网络 HISB 比,我国老年人较少访问专门的健康网站,查找网络健康信息时大多直接用搜索引擎且很少人能掌握多种检索方式如健康网站检索等、浏览器地址栏输入检索、搜索引擎检索等,这可能是由于我国没有老年人权威的健康信息网站,而美国老年人可以从其权威医疗健康网站获取高质量健康医疗信息如美国国立卫生研究院(NIH)的健康网站。此外,我国老年人在网络健康信息查询行为中有以下3个特点:

6.3.1 需求驱动性

笔者把网络健康信息查询的过程划分为五个行为阶段:查询动机、健康信息需求、健康信息获取渠道、网络健康信息查询行为、健康信息利用。研究表明,老年人的网络 HISB 以健康信息需求为驱动,健康信息需求高的群体能更有效利用网络健康信息、更主动查找健康信息、自我效能感和认知高、查询动机也强,反之网络健康信息查询行为各方面较不积极;老年人有需求时,往往会积极主动地通过网络的各种渠道查询健康信息,以满足自身的需求;良好的网络健康信息利用又会使得老年人意识到更多的健康需求,从而形成良性循环。可以看出,意识到并形成健康信息需求是提升老年人网络健康信息查询行为积极主动性的重要一步，进而影响对网络健康信息的利用和自身健康状况的提升。

6.3.2　行为依随性

老年人的网络健康信息查询行为表现出一定的依赖性和跟随性。研究发现，与年轻人相比，老年人更倾向于求助亲朋从网络获取健康信息，更相信网络健康信息的可靠程度，表现出对他人的依赖性和对网络健康信息更高认可度；在网络健康信息检索过程中，首页/重选网页模式、跟随链接模式、重构检索式模式是老年人常见的三种行为模式，“跟随链接模式”这类用户通常检索经验不足，较为依赖搜索引擎的功能，而超链接的直观易操作性可免去重新选择网页或构造检索式的“麻烦”；在构造检索式时，老年人倾向于跟随系统提示的下拉列表选择检索式或是网页下的相关搜索，在信息浏览和选择过程中，倾向查看排序非常靠前的网页，且容易被相关搜索超链接吸引等。老年人网络健康信息查询行为的依随性也是由于其检索知识不足、检索技能水平较低、认知能力减退、自身技能水平低的缘故，因此应从搜索引擎的设计和提升老年人自身素养两个方面改善老年人的网络健康信息查询能力。

6.3.3　不同情境下差异性

健康领域专家Lambert提出的个体查询健康信息时所处三种情境[①]：处理健康危险状况（情境一）、参与医疗决策（情境二）和改变或预防不良健康行为（情境三）。老年人在这三种情境中情感态度是很积极正向并无显著性差异，且大多数参与者对整个检索实验的感觉愉快，认为可以增加自己的知识技能，但同时老年人在这三种不同健康信息查询情境中也存在行为差异。研究表明：老年人最为关注的健康信息是康复治疗类和养生保健类（即情境二和情境三）的信息；老年人在情境一中，网络健康信息检索表现最好，因为处理健

① Lambert S. D., Loiselle C. G. Health Information-seeking Behavior [J]. Qualitative Health Research, 2007, 17(8): 1006-1019.

康危险状况情境是针对于“问题解决”的状况，对信息的整合加工要求低，最易获取信息；老年人在情景三中最为积极查找利用健康信息也是认知水平最好的情境，由于情境三是关于查找健康信息从而改变或预防不良健康行为，是老年人最常处的情境如查找饮食和保健类信息，而在情境二是关于参与医疗决策，老年人利用网络健康信息最少，倾向于从传统渠道如医务人员处获取信息。因此，针对老年人在不同健康信息查询情境中的行为差异，网络健康信息提供者应据此设计不同情境中网络健康信息的组织和呈现方式，让老年人能够更好利用。

6.4 基于老年人网络健康信息搜寻行为特点的相关对策讨论

6.4.1 提高老年人健康信息素养的建议

通过我们一系列的问卷调查和用户实验结果显示，影响老年人网络健康信息查询行为的因素主要包括计算机操作熟练程度、利用查询健康信息的频繁程度和是否利用网络获取健康信息；老年人利用网络查询健康信息的障碍包括计算机操作不熟练、健康知识的缺乏、查询经验的不足、健康信息查询渠道的缺少和网络健康信息的甄别五个方面。另外，笔者发现在健康信息查询渠道的选择上，老年人对于图书馆数据库的利用极少。

在第 1 章中，笔者已经对与“健康信息素养”相关的概念进行了具体的解释，该部分不再赘述。需要说明的是，网络环境下的“信息素养”是指一个人能够觉知到何时需要信息，并且能够在庞大的网络信息库中有效地搜索、整理、评估与使用所需要信息的素质①。美国的研究证明，公众的健康素养能力低下导致了一系列的公共卫生问题，包括预防保健服务的低利用率、自身健康状况低知晓度、疾病

① 郑钊权.老年人的网络健康信息需求研究[J].内蒙古科技与经济，2010(12).

自我管理知识贫乏、高住院率、高医疗费用与高支出等①。由此可见,公民健康信息素养的高低,直接影响到其生活质量和与之相关的切身利益。而且,我们的调查数据也反映出老年人健康信息素养方面的不足。提高其健康信息素养,需从健康信息需求的识别、健康信息的获取和利用各方面着手,更需要相关部门和老年人自身的共同努力。

6.4.1.1 提高老年人的健康信息需求识别表达能力

(1)检索工具识别老年人健康信息需求

从某种意义上来讲,健康信息需求的识别是进行信息查询的前提和基础。通常情况下,老年人对于搜索工具的不熟练和自身健康知识与查询经验等的缺乏,不能准确地表达出所需的健康信息,导致检索结果逐渐偏离自身的健康信息需求,甚至背道而驰。这就需要各大健康信息检索工具切实提高对于老年人健康信息需求的识别能力,并准确返回检索结果。本次调查研究发现,老年人的网络健康信息查询动机强烈,且健康信息需求内容丰富。因此,应大力推进语义网建设,实现网络信息检索的智能化和精准化,使得老年人趋于自然语言化的健康信息需求可以被更好地识别和挖掘,进而提高老年人利用网络查询信息的能力,优化检索体验,改善信息利用效果。

(2)老年人识别和表达自身健康信息需求

老年人对于自身信息需求的识别和准确表达是其健康信息意识的主要体现,也是老年人有效利用检索工具,满足自身健康信息需求的前提。本次实验和调查数据显示,老年人对于自身健康信息需求较为明确,但与年轻人相比则更倾向于泛泛地浏览健康信息,这说明老年人对于自身健康信息需求的识别较为欠缺。另外,老年人在利用网络查询健康信息时,对于检索式的构建相对单一,且往往需要多次调整检索策略,进行多次检索才可以得到所需的健康信息。这表明,老年人在利用网络进行健康信息需求的表达上还存在一定的不

---

① Weiss B.D., Palmer R. Relationship Between Health Care Costs and Very Low Literacy Skills in A Medically Needy and Indigent Medicaid Population [J]. Journal of the American Board of Family Practice, 2004, 17(1): 44-47.

足。因此，老年人应积极主动地学习健康知识和网络信息检索技能，提高自身对于健康信息的理解和表达能力；学习和优化检索策略，熟悉和掌握各个检索工具的特点和检索方法，如：使用高级检索，精准表达其健康信息需求。

6.4.1.2 提高老年人的网络健康信息获取能力

(1)推进老年人电脑和检索技能培训

电脑技能的培训属于老年人信息技能提升的重中之重，计算机操作的熟练程度直接影响老年人对于健康信息的查询和获取。此次调查研究中的老年人在利用网络进行健康信息的查询中，都普遍存在一定的问题和障碍，且计算机操作熟练程度和利用网络查询健康信息的频繁程度对老年人的网络健康信息查询行为有重要影响。这需要国家和相关部门努力推进老年人电脑技能培训，为老年人轻松自如的使用网络提供支持。美国、加拿大等国家的公共图书馆对于老年人进行电脑培训早已十分成熟。西雅图公共图书馆设有中老年读者计算机中心，对老年读者开展从基础知识到网上冲浪，从文字处理到各种软件的应用等系统培训①。同时，加大对老年人检索技能的培训。研究发现，老年人对于构造检索式有一定的能力，但在问卷填写时的交流中发现，老年人极少用到高级检索功能和布尔逻辑表达式这样的检索符号，其检索策略有待进一步完善，这是其准确获取信息的关键。需要注意的是，电脑培训课程的设置应该根据老年人具体的生理、心理等方面的因素，制定切实可行的培训方案。在培训方式上，可以采取集中培训与单独辅导相结合的方式，确保良好的培训效果。

(2)加大各个网络信息查询渠道宣传力度

老年人利用网络获取信息的渠道多种多样，例如百度等搜索引擎、门户网站、新媒体等。本研究数据结果显示，在网络深入普及的现代社会，老年人对于网络的使用呈现良好态势。然而，健康信息获取渠道的缺少是老年人查询健康信息的一大障碍。具体说来，搜索

---

① 西雅图政府网站[EB/OL]，http://www.seattle.gov/tech/seniors/computers.html，2013.

引擎是老年人利用最多的信息获取渠道,其次为门户网站和新媒体,但对于图书馆数据库这样的信息获取渠道却少有老年人知晓和使用。同时,对于诸如“在线问答社区”这样的信息获取方式,老年人的参与热情较低,远不及其对于搜索引擎的利用程度。总体而言,老年人对于网络健康信息的获取渠道较为单一。因此,图书馆和网站问答社区等应该大力开展针对老年人宣传活动,制定针对老年人的特定的宣传方案,例如,首先邀请老年大学的老年人到图书馆里参加数据库相关培训,采用线上与线下相结合的方式,以这些老年人为突破口,提高图书馆数据库的认可度和利用率,逐步丰富老年人的信息获取渠道。信息获取渠道的丰富和老年人对于信息获取渠道的准确选择,是提高老年人信息能力的关键因素。

(3)提高老年人自身主动利用网络的意愿

老年人信息技能的提升仅仅依靠国家和政府的大力倡导是远远不够的,更需要老年人积极主动地参与其中,成为网络时代一名合格的网民。Bob Lee 认为“内省因素”是老年人利用计算机网络等技术的障碍之一,对此笔者在第 1 章的第三部分有所提及。“内省因素”是老年人利用网络查询健康信息的内在因素,涉及个人态度和情感,是老年人利用网络查询和获取健康信息的内在驱动因素。马斯洛需求层次理论认为,当“较高层次的信息需求不能得到满足时,人们会把欲望放在较低的信息需求上”。老年人由于自身信息查询能力和经验等的限制,其高层次的健康信息需求得不到满足时,则有可能将欲望放在现有的或者近似的健康信息需求上,这十分不利于老年人健康信息素养的提高。一方面,老年人要学会与时俱进,提高自身对于各种新型的信息资源与信息渠道的接受和学习能力,以便积极主动地获取所需信息,而不是因为自身能力有限对信息查询止步不前。另一方面,老年人只有学会主动地获取信息,才可以从被动接收各类信息的怪圈中走出来,避免湮没在对自身无用的海量信息中,将信息获取的主动权掌握在自己手中,提高所获信息的精准度和适用度。

6.4.1.3　提高老年人的网络健康信息利用能力

(1)提高网络健康信息的质量

网络环境下,海量信息的激增使得互联网中真假混杂,虚假的信息严重阻碍干扰了老年人对于真实信息的获取和利用。网络健康信息的真实可靠,是老年人良好的利用网络健康信息,服务于自身需求的关键。老年人在利用网络进行信息查询时,由于生理条件的限制和网络经验的缺乏,极容易对海量的信息产生迷茫感,对信息的真伪和主次难以准确把握。通过调查发现,老年人对网络健康信息的理解程度良好,但对于网络健康信息的可信度普遍存在质疑,这说明网络健康信息源的可靠性较为欠缺。因此,笔者认为各大搜索引擎与健康类网站应自觉提高其网站健康信息的真实性和权威性。提高老年人的健康信息素养,需要相关部门加大网络监管力度,规范网站运作环境和内容。同时,需要网站建设和维护者秉承着认真负责的态度,为老年人提供更多真实可靠的健康信息。

(2)提高老年人的健康信息甄别能力

网络环境下,信息的推送等服务层出不穷。老年人对于新媒体的运用,更加方便其对于健康信息的接收与获取。本次调查研究数据显示,老年人对于网络健康信息的可信度普遍存有怀疑态度,且真假信息的甄别是其查询网络健康信息的一大障碍,这在客观上是由于网络健康信息的真假混杂造成的。因此,提高老年人的健康信息素养,不仅需要老年人做到熟悉和掌握通过计算机网络进行信息的准确获取的方法,而且更应该在日常生活中多多积累健康方面的知识,提高自身在海量的健康信息中甄别和筛选高质量信息的能力,真正做到去粗取精,去伪存真。

(3)推动老年教育事业的发展

我国《老年法》第三十一条规定,“各级人民政府应当对老年人教育加强领导,统一规划”①。老年人的教育应当以政府作为强有力的后盾,切实将老年教育纳入到教育事业和政府长远规划当中来,加快老年大学和老年图书馆的建设,开展老年人健康知识教育和健康信息素养的宣传和培训。例如,老年大学和公共图书馆针对老年人进行信息意识的培养和信息技能的提升;规范和丰富老年大学的课

① 周朝东.南京市社区老年教育调查与思考[J].中共南京市委党校学报,2012(2):109-112.

程设置,开设诸如“养生课堂”之类的课程,完善老年人的健康知识储备,从而提高老年人对网络健康信息的正确选择和利用。此外,应着力提高老年人的计算机和网络操作技能,提高老年人利用网络与相关检索工具查询和利用健康信息的能力。

总之,老年人健康信息素养的培养和提高需要国家相关政策和行动的支持,更需要老年人自身在日常生活和学习中不断努力,自觉培养自身的健康信息意识,提高自身的健康信息素养。

6.4.2　图书馆老年人健康信息服务的建议

根据问卷调查的反馈,老年人在选择查询健康信息的渠道时,图书馆是最后的选择。针对公共图书馆和医学图书馆提供老年人健康信息服务的调查表明,我国公共图书馆健康信息服务还处于起步阶段,服务的方式仍以传统信息服务方式为主,如馆藏纸质文献、预约外借、电话咨询、健康保健讲座等,且大多数公共图书馆并未涉及针对老年人健康的信息服务方式,所有医学图书馆专门针对老年人健康的信息服务尚未开展。

(1)图书馆需要培养专业的馆员队伍

医学信息学专业人员能够改善图书馆老年人健康信息服务的质量,具有医学和信息学学科知识的复合型专业人才能够帮助老年人甄别网络健康信息的真假,为提高老年人健康信息素养提供指导。因此,我国应该重视培养医学信息学双重知识背景人才,摸索解决老年人健康信息服务问题,提高健康信息服务品质,完善信息服务共享模式。

(2)图书馆需要开发健康信息服务系统,做好网络信息服务

在信息化社会中,网络健康信息服务是普遍采用的服务方式,是既保证用户对健康信息服务的需求,又提高信息资源服务层次的一种服务方式。老年人的感知、学习能力都随年龄增长而有所下降,对计算机知识的熟悉掌握能力较低,造成网络健康信息获取和服务推送的困难。因此图书馆网络信息服务要充分考虑老年人的特点、偏好、需求,开设相应的计算机基础培训以及文献检索课程,并设计开发适合老年人需要的健康信息服务系统,系统应具有交流分析功能,

提供专家解答提问服务，用户健康档案跟踪以及进行医疗决策的辅助服务。

(3)图书馆应建设老年人健康信息服务体系

我国各省市公共图书馆、医学院校图书馆可采用图书馆与老年人健康信息服务相关机构建立伙伴协作体系模式，与公立医疗机构、医学专业组织多个机构相互配合，针对老年人自身特点，提供个性化的健康信息服务项目，共建老年健康信息服务平台，并对所提供的老年健康信息服务的效果反馈进行评估统计。

(4)图书馆应致力于提高老年人的信息素养教育

老年人在查找健康信息时大多没有想到利用图书馆，不知道图书馆的专业知识服务，这既说明了老年人的信息素养意识不高，也体现了老年人用户群体在过去的图书馆营销中是盲点。在老年人日益关注自身健康、对网络健康信息资源利用增多的情况下，图书馆应加强针对老年人用户的信息服务工作，扩大图书馆营销范围，通过为老年人用户开办培训班、举办讲座、专题活动等方式，邀请更多的老年人进入图书馆，培养老年人的信息检索和信息分析能力，引导老年用户使用图书馆的专业信息数据库。

(5)图书馆老年人健康信息服务应该服务内容全面化，服务方式人性化

老年人用户比青少年用户的信息素养低，使用图书馆的资源的心理障碍和技能障碍更多，因此图书馆要为老年人提供更多的人性化服务，减少老年人在使用图书馆过程中的可能遇到的困难，例如改善图书馆网站的智能检索功能，向用户提供更为简易方便的服务，从而提高老年用户检索速度；提高老年人参考咨询服务的质量，公共图书馆可与医学院校图书馆合作，对公共图书馆员进行医学知识培训，培养健康学科馆员，提高馆员回答健康问题的准确率，辅助用户做出解决健康问题的正确决策；图书馆可与医疗工作站合作，构建健康信息服务中心，老年人可以从服务中心了解与自身健康有关的医学知识，对于行动不便的老年人群，可上门提供健康信息服务；与老年组织合作，老年大学、老年协会等服务老年人的社会组织逐渐成熟，图书馆可与这些老年组织建立合作关系，以便更好地为老年人健康提

供信息服务;与邻近的图书馆建立合作伙伴关系,共建老年健康信息共享资源服务平台。

6.4.3　关于老年人的网络健康资源建设策略

老年人网络健康信息是老年人健康类网站的主要资源,根据问卷调查的结果,绝大多数老年人对利用网络这一渠道查找健康信息的认同度较高,说明老年人对网络健康信息资源还是乐于接受的。

(1)老年人健康网站应该根据老年人的健康信息需求进行资源建设

在健康信息需求类型中,老年人最为关注是养生保健类信息和医保政策类信息,对特定疾病、康复治疗和医院就诊信息的关注度较小,但也表示认同,说明老年人更倾向于在网络上寻找政策性的、预防性的、理论性的信息,对切实解决健康问题的实用信息需求较小但仍旧看重。目前国内的健康网站对养生保健类信息较为关注,但是医保政策类信息则主要在政府机构建设的网站中,并未得到大量普及,所以医保政策类信息不失为老年人健康信息资源建设的一个切入点。

(2)老年人健康网站的资源建设应该以网站类型为根据

在老年人健康网站的资源建设实际中,不同类型的网站有不同的侧重资源。普遍上的健康类网站内容侧重健康科普与健康管理类等养生保健类信息,政府建设的健康类网站以医保政策类信息为主,但用户基数和影响力不如一般的商业健康网站,可见没有任何一个健康类网站可以涵盖老年人全部的健康信息需求,资源的分布和互补是健康类网站建设的现状。老年人健康网站应先明确自身定位,再根据网站定位进行资源建设,建设优势资源和特色资源。健康科普和健康管理类网站应突出其养生保健类信息,政府建设的老年人健康网站应突出医保政策类信息。

(3)老年人健康网站尤其应该提高网络健康信息的可信度

在网络健康信息进行认知评价时,老年人普遍认为网络健康信息虽然容易获取但可信度不高,说明老年人对网络上的健康信息资源持怀疑态度。老年人健康网站只有提高资源内容质量,才能获得老年人用户的信任,尤其是健康信息关系到人的身体健康与生命,更应该确保资源的科学性与可信度。老年人健康网站可以与专业机构或团体如医院和科研机构合作,对网站发布的信息进行审核,剔除虚假信息和误导信息,做好信息甄别工作,确保网站信息的真实、科学、有效,同时也为引导用户回归线下活动如疾病治疗和健康养生等提供了基础,有利于互联网医疗产业的长期发展。

(4)老年人健康网站应该重视资源的分类与排列,建设更友好的用户界面

在对健康网站进行调研的过程中,我们发现资源类目划分越多,用户选择的困难越大,也越容易迷失在海量的信息资源中。老年人健康网站的资源建设最终反馈为用户的使用界面,要建设更友好的用户界面,减少用户查找资源过程中的功能障碍,甚至通过界面引导用户去使用建设形成的资源。老年人健康网站应重视资源的分类,通过划分少量一级类目、多个二级类目的方法组织资源,减少单个页面的资源内容,切忌将大量资源堆积在网页上,以免引起用户使用时的迷茫和不适应,可以利用网页分区和不同颜色对不同资源进行集中和标识,用动态网页去突出和强调重点资源,引导老年人用户利用相关资源,增强资源对老年人用户的可用性和易用性。

6.4.4　关于老年人的网络搜索系统设计策略

根据问卷调查结果,网络搜索是老年人获取健康信息资源的首要方式,具体到老年人进行网络健康信息搜索所使用的渠道,搜索引擎在老年人寻找健康信息资源的过程中起到了首要的引导作用,其次是门户网站和求助亲朋好友,说明老年人利用搜索引擎和门户网站查找健康信息的意向和频率较高,二者的搜索功能很重要。

(1)老年人搜索引擎应细化搜索功能,提高老年搜索体验

在对搜索引擎的使用过程中,以百度搜索为例,老年人并未特意使用百度老年搜索这一专门为老年人开发的搜索频道,而是直接使用百度搜索,说明老年人还是习惯于使用常见的搜索辅助工具,或者说明百度老年搜索并未进行有效推广。针对老年搜索本身的推广,可以通过与现有的搜索平台合作,当用户在普通搜索平台搜索与老人健康

知识相关的信息时,智能识别并向用户进行推广。当老年人搜索成为人们熟知的品牌时,越来越多的人使用老年搜索才会成为可能。

老年搜索应该照顾到老年人的上网特征和检索特征。现有的老年搜索的特点并不明显,除了调大字体、增加间隔等显示上的调整,与其他搜索并没有特别的不同之处,所以细化老年人搜索引擎的功能是十分重要的。在减少老年人输入障碍上,除了增加导航网站列表和支持手写输入,还可以智能识别用户浏览记录,自动保存用户停留次数多、时间长的站点;增加搜索引导,在搜索框显示提示词。在提高检索效率上,除了日常关键词的匹配外,还可以通过为老年人建立检索词库智能识别老年用户的缺省关键词或不规范关键词,突出老年人需求较强的信息词汇。在检索结果的展示上,除了增大字体和间隔外,还可以改进检索结果排序方式,参考老年人日常浏览历史记录,自动匹配老年人最为关心的信息,并将这些信息排序提前。

除了检索功能的改进,老年人搜索引擎还需注意屏蔽广告,老年人信息甄别能力较弱,很可能因为虚假信息上当受骗,所以老年人搜索引擎尤其要注意提供给老年用户的信息真实性。百度老年搜索引擎已经在该频道内屏蔽了推广广告,为老年打造健康的上网环境。老年搜索引擎作为工具性产品,目标用户又是信息素养相对较低的老年人,应该在网页内突出显示帮助选项,建立日常使用问题的解决方案库供老年人用户随时查阅,并尽可能地采用图文并茂或者图像呈现解决问题的步骤方法,减少老年人在阅读时的障碍。

(2)老年人健康网站应兼顾内外搜索,强化内部搜索功能的智能化和自动化

老年人健康网站的搜索可以从两方面的来看:一是网站外部的搜索链接,这会影响网站的人流量和访问情况;二是网站内部的系统搜索,这会影响网站的资源使用情况和用户体验。从网站外部的搜索链接来看,老年人主要是通过百度搜索查找网络健康信息,那么搜索引擎的排序情况对网站的用户访问数量影响就非常大。虽然老年人认为自己能从众多搜索结果中选出正确的结果,但是搜索引擎恰恰限定了老年人选择结果的范围,所以老年人健康网站应该努力将搜索引擎中的排序提前,争取更多的老年人用户看到网站的存在。

从网站内部的搜索系统来看,首先要明确的是并不是所有的老年人健康网站都是有自己的搜索系统,还有一部分网站是与百度搜索合作,利用百度搜索的技术实现站内检索和站外检索。这样的检索往往十分简单,只能实现基本检索功能,而且容易将用户引导至站外,很明显不利于网站的长期发展。有了独立搜索系统的网站需要解决如何引导用户进行高效检索的问题,研究更适合老年人检索习惯的检索系统,例如将检索分类与资源分类更好的匹配起来以提高检索命中率,减少用户的选择困难;一站式检索站内所有资源避免重复浪费用户的时间,引起用户的焦虑情绪;智能识别老年用户检索意图,当老年人使用非规范词语时也能命中结果;简化用户搜索界面和结果列表,利用色块和分区突出重点,避免老年用户在太多的信息中迷失,让老年人用户用最少的时间获取最需要的信息。

(3)老年人健康网站应该做好搜索引擎优化工作

网站做好搜索引擎的优化工作可以提高在搜索引擎中的检索排名,而越在检索结果前面的网站则越容易被用户点击访问,对于老年人健康网站尤甚,因为老年人用户总是依赖搜索引擎的检索结果来决定访问的网站。目前国内的搜索引擎主要以链接分析法和词频分析法为排序依据,老年人健康网站进行搜索引擎优化工作可相应的采取以下措施:多发布有质量的外部链接①,交换友情链接②,通过提高网站链接质量提高排序;多发布原创的高质量网页内容,避免添加重复度高的内容,标题要规范,每个页面的关键词或者元数据要充分且规范的描述,还要经常更新添加站点信息等,通过提高网站标引质量提高排序。

---

① 外部链接,常被称为“反向链接”或“导入链接”,是指通过其他网站链接到自己的网站的链接。高质量的外部链接是指和自己的网站建立链接的网站知名度高、访问量大,同时相对的外部链接较少,有助于快速提升自己的网站知名度和排名的其他网站的友情链接。

② 友情链接,也称为网站交换链接、互惠链接、联盟链接等,指互相在自己的网站上放对方网站的链接,而且在网页代码中能找到网址和网站名称,浏览网页的时候能显示网站民称或 LOGO 图片。友情链接是具有一定资源优势互补的网站之间的简单合作形式。

第7章　结论与展望

本研究总结了老年人网络健康信息查询行为的相关理论和概念,并通过文献调研、百度搜索指数和谷歌趋势方法确定我国老年人的5个健康信息需求、常见的健康信息检索主题以及获取健康信息的途径。而后,笔者对190位老年人和190位年轻人开展网络健康信息查询行为的问卷调查,探究老年人的网络HISB过程、相关影响因素并与年轻人作对比。此外,本研究还开展了针对老年人的用户检索行为实验,总结老年人的网络健康信息检索行为特点和模式,比较老年人在不同健康信息查询情境下的行为差异。最后笔者提出基于查询过程的老年人网络健康信息查询行为模型,总结其网络HISB的影响因素和特点,并提出关于提升老年人信息素养的措施。

7.1　研究结论

健康信息是老年人最为关注的主题之一,网络健康信息查询对提升老年人的身体状况有一定作用。通过我们的研究发现,我国老年人的网络健康信息需求可分为:特定的疾病信息、康复治疗信息、养生保健信息、医院就诊信息、医疗保障信息5种。获取网络健康信息查询的渠道可分为:搜索引擎/导航网站、健康信息门户网站、老年人信息门户网站、图书馆网络健康资源和新媒体(如微信、移动应用等)5种。

与年轻人相比,老年人在网络健康信息查询动机、健康信息需

求、健康信息获取渠道,网络健康信息查询行为的自我效能感和认知,查找方式选择,浏览与评价以及健康信息利用方面都存在显著差异,老年人的网络 HISB 更为积极。在网络健康信息检索过程中,老年人表现出积极的情感以及依赖性和定势性,首页/重选网页模式、跟随链接模式、重构检索式模式是最常见的行为模式。此外,老年人的健康信息查询动机、需求和获取渠道间两两相关,行为受到健康信息需求的驱动。

个人的状态因素、个人功能因素和健康信息素养是影响老年人网络健康信息查询行为的三个主要因素。其中,老年人的受教育程度和网络检索熟悉度对网络健康信息检索表现有显著正相关的影响,健康状况、网络熟悉程度和网络健康信息的可信度是老年人利用网络获取健康信息时考虑的主要因素,健康状况不好的老年人更倾向利用网络查找健康信息;自我效能感和认知水平高的老年人会更积极地查找网络健康信息且更有效地利用网络健康信息;性别、年龄和居住情况因素在其网络健康信息查询动机、信息需求、渠道、检索行为和利用方面存在差异。

7.2 不足与展望

尽管本研究目前已取得了一定结果,但还存在一些不足,我们将在未来的研究工作中不断完善。

①本研究中问卷调查和用户实验中的老年人参与者大多是武汉大学老年活动中心成员,他们的受教育程度和信息素养较高,因此研究结论并不能代表我国大部分老年人的水平,以后应该使研究对象更丰富。此外,老年人网络健康信息查询行为用户实验中检索任务题目数量较少,类型相对少,以后将设计更多样的检索任务来探究老年人的网络 HISB 表现。

②本研究提出的老年人网络 HISB 模型主要是基于查询过程,经验证的影响因素主要是从个人角度出发,包括个人的受教育程度、身体状况、网络熟悉程度和健康信息查询频繁程度等,此后,我们应关注更多老年人网络 HISB 的因素如外界环境因素等(网络健康信

息因素、社交因素等）。

③本研究关于老年人的网络HISB研究侧重于其行为特点和影响因素探究，缺乏对提高老年人的网络健康信息查询能力和健康信息素养措施方面的实证研究，这也是今后的研究应关注的重点，以期为我国老年人利用网络健康信息提升自身健康状况提供实证和建议。

附录1　老年人网络健康信息查询行为调查问卷

您好,我们是武汉大学信息管理学院学生,想要通过调查问卷了解当前老年人的网络健康信息查询行为现状。恳请您认真回答此份问卷,您的回答对我们有莫大的帮助,问卷数据绝不对外公开。感谢您热心的帮助与支持,祝您身体健康!(要求:男性60岁及以上,女性55岁及以上,1个月内使用过网络搜索健康信息)

第一部分:基本情况调查(请您在所选选项上画"√")

1.您的性别:

A.男　　B.女

2.您的年龄:

A. 55~59岁　　B. 60~64岁　　C. 65~69岁

D. 70~74岁　　E. 75岁以上

3.您之前的职业:

A.行政管理　　B.医护人员　　C.教育工作者

D.商人　　E.技术人员　　F.农民　　G.其他

4.您目前的居住情况:

A.与家人居住　　B.独自居住

C.养老机构居住　　D.其他

5.您的受教育程度:

A.小学及以下　　B.初中或中专　　C.高中或大专

D.本科　　E.硕士研究生及以上

6.您目前的身体健康状况符合：

A.长期患有疾病　　B. 经常感觉不适

C. 一般　　D. 比较好　　E. 非常好

7.您对计算机操作的程度是：

A.非常不熟练　　B.比较不熟练

C.一般　　D.比较熟练　　E.非常熟练

8.您通过网络查找健康信息的频繁程度：

A.非常不频繁　　B.比较不频繁

C.一般　　D.比较频繁　　E.非常频繁

9.您一般通过什么渠道查找健康信息(多选题)：

A.家人、朋友　　B. 医务人员　　C. 报纸、杂志

D.电视、广播　　E.网络　　F.其他

第二部分：网络健康信息查询动机(请您在所选选项上画"√")

项　　目	一定不会	比较不会	中立	比较会	一定会
我在身体健康状况出现问题时会上网查找健康信息					
我在疾病治疗过程中会上网查找健康信息					
我在日常饮食保健需要时会上网查找健康信息					
我在朋友/亲人身体健康出现问题会上网查找健康信息					

第三部分：网络健康信息需求(请您在所选选项上画"√")

项　　目	强烈反对	比较反对	中立	比较同意	非常同意
我最为关注网络上关于特定疾病的信息					
我最为关注网络上疾病的康复治疗类信息					

续表

项　目	强烈反对	比较反对	中立	比较同意	非常同意
我最为关注网络上有关养生、运动保健的信息					
我最为关注网络上医疗就诊如医院、医生相关信息					
我最为关注网络上有关国家医疗保障制度的信息					

第四部分：网络健康信息获取渠道（请您在所选选项上画"√"）

项　目	强烈反对	比较反对	中立	比较同意	非常同意
我倾向于求助亲朋好友从网上帮我查找健康信息					
我倾向通过健康门户网站查找健康信息（如39健康网）					
我倾向通过搜索引擎查找健康信息（如百度）					
我倾向通过图书馆提供的数据库查找健康信息					
我倾向用微博、微信、手机应用等新媒体获取健康信息					
我倾向在健康网站问答社区（发帖、在线聊天）获取信息					

第五部分：网络健康信息查询行为（请您在所选选项上画"√"）

1.自我效能感和认知

项　　目	强烈反对	比较反对	中立	比较同意	非常同意
我认为通过网络查找所需的健康信息很容易					
我对于通过网络要找到什么样的健康信息很明确					
我对健康医疗相关的专业知识了解很多					
我使用网络查找健康信息的过程中感觉很轻松愉悦					

2.查找方式选择

项　　目	强烈反对	比较反对	中立	比较同意	非常同意
我倾向于有目的性的从网络上搜索健康信息					
我倾向于泛泛地在网络上浏览健康信息					
我倾向阅读网站或手机应用软件推送的健康信息					
我认为构造一个搜索式是很容易的					
我能从搜索引擎反馈的结果列表中选择出正确结果					

3.浏览与评价

项　　目	强烈反对	比较反对	中立	比较同意	非常同意
我在浏览网页健康信息过程中能快速识别广告类信息					
我认为网络上健康信息的可理解程度很高					

续表

项　　目	强烈反对	比较反对	中立	比较同意	非常同意
我认为网络上的健康信息的可信程度很高					
我认为网络健康信息非常容易获取					

4.网络健康信息查询的障碍

项　　目	强烈反对	比较反对	中立	比较同意	非常同意
我在健康信息查询中的障碍是计算机操作不熟练					
我在健康信息查询中的障碍是医疗健康知识缺乏					
我在健康信息查询中的障碍是查询经验不足					
我在健康信息查询中的障碍是不了解获取信息的渠道					
我在健康信息查询中的障碍是网络信息的甄别					

第六部分：健康信息的利用（请您在所选选项上画“√”）

项　　目	强烈反对	比较反对	中立	比较同意	非常同意
查询健康信息后，我的医疗健康方面知识有明显提高					
查询健康信息后，使我日常的健康行为习惯变得更好					
查询健康信息后对提升我身体健康状况有很大帮助					

续表

项　　目	强烈反对	比较反对	中立	比较同意	非常同意
查询健康信息后,使我更积极参与医疗健康决策制定					
查询健康信息后,使我的情绪变得很积极向上					
查询健康信息后,我能够更好地帮助亲朋好友					

附录 2　检索任务和评分标准

检索任务

1.你的一个朋友,60 岁以上,他患有癫痫病症,癫痫发作后容易引起昏迷很危险,你想要知道癫痫发作引起昏迷时要怎么做才能减少危险。

要求:利用网络找到当癫痫病发作引起昏迷晕倒时,周围的人怎么做才能使他的身体减少危险。请写出 2~3 条做法。

2.你的一个朋友,60 岁以上,他最近被诊断出患有Ⅱ型糖尿病,医生建议他注射胰岛素配合药物来控制血糖,但他不知道药物治疗和注射胰岛素有什么区别,什么时候要用胰岛素。

要求:从网络上查找糖尿病患者在什么情况下必须用注射胰岛素来控制血糖,请写出 2~3 个需要注射胰岛素的条件(身体状况或病情)。

3.你的一个朋友,60 岁以上,他长期患有高血压,除了服用降压药之外,他希望可以通过运动和饮食控制血压。你想从网络上查找关于高血压患者的饮食或运动的信息告诉他。

要求:利用网络找到 2~3 个包含高血压患者饮食或运动的网站,并把结果告诉实验人员。

评分标准

指标		权重	A级(10~8分)	B级(7~5分)	C级(4~1分)
信息来源	可靠性	10%	信息来源可靠、权威	信息来源较可靠	信息来源不可靠
	多样性	10%	最终答案来自5个以上网站	最终答案来自3个以上网站	最终答案来自1~2个网站
信息检索	准确性	30%	答案准确，切合题意	答案有偏颇，较切合题意	答案错误，跑题
	完整性	30%	信息查找全面，无遗漏	信息查找不完整，有少量遗漏	信息查找有较大残缺
信息编辑	逻辑性	10%	前后连贯，无重复	前后较连贯，有少量重复	前后不连贯，大量重复
	条理性	10%	排版格式清晰整洁美观	排版格式较清晰整洁	排版格式混乱

附录 3　检索实验中一个受试者填写的问卷

背景资料调查(请在相应选项打"√")

1.您的性别：

A.男　　　　　　　B.女

2.您的年龄：

A. 50~55 岁　　　B. 56~60 岁　　　C. 61~65 岁

D. 66~70 岁　　　E. 71 岁以上

3.您的职业是：

A.行政管理人员　　B.医护人员　　　C.教育工作人员

D.商人　　　　　　E.技术人员　　　F.工人

G.农民　　　　　　H.其他

4.您的受教育程度：

A.小学及以下　　　B.初中或中专　　C.高中或大专

D.本科　　　　　　E.硕士研究生及以上

5.您使用网络的频率：

A.大概一个月一次　B.一个月 2~3 次　C. 一星期一次

D.一星期 2~3 次　　E.每天都会

6.您对网络信息检索的熟悉程度：

A.非常熟悉　　　　B.比较熟悉　　　C.一般熟悉

D.不是很熟悉　　　E.非常不熟悉

7.您目前的身体健康状况符合：

A.非常好　　B.一般,偶有不适

C.经常感觉不适　　D.长期患有某种疾病

8.您在日常生活中获取健康信息的途径主要是(多选题):

A.家人、朋友　　B. 医务人员　　C. 报纸、杂志

D.电视、广播　　E.网络　　F.其他

任务一　问卷调查

1.情感态度:(1 到 5 同意的程度由低到高,1 表示完全不同意,5 表示非常同意)

序号	题　　目	1	2	3	4	5
1	当我看到这个检索问题时,非常自信能够找到答案					
2	在检索这个问题的过程中,我能够非常从容地应对					
3	这次检索结束后,我感觉心情十分地愉悦					
4	我觉得这次检索非常成功,我找到了正确的答案					
5	我觉得这次检索时间十分充足,足够我使用					

2.认知能力:(1 到 5 同意的程度由低到高,1 表示完全不同意,5 表示非常同意)

序号	题　　目	1	2	3	4	5
1	我非常清楚地理解这个检索问题的意思(目的)					
2	我在检索前就对问题(疾病)的相关知识非常了解					
3	我在检索前就确定地知道这个问题的答案					
4	我知道通过什么方法能够从网络上找到正确答案					
5	我认为我从网络上找到的答案非常正确和可信					

3.处理健康危险状况(情境解释):当你的身体突然遇到问题/危险时,你会采取手段去处理(如弄清楚身体状况的原因、解决身体健康危险的办法等)(1到5同意的程度由低到高,1表示完全不同意,5表示非常同意)

序号	题　　目	1	2	3	4	5
1	当我的身体健康突然出现问题时,我会去从网络查找原因或是解决方法					
2	我在解决健康问题时,从网络上查找信息是我的首选					
3	网络健康信息对我处理健康危险状况非常有帮助					
4	我认为查找网络健康信息会改变处理健康问题方式					
5	我认为通过网络查找与身体突发问题相关的信息,是非常容易的					

任务二　问卷调查

1.情感态度:(1到5同意的程度由低到高,1表示完全不同意,5表示非常同意)

序号	题　　目	1	2	3	4	5
1	当我看到这个检索问题时,非常自信能够找到答案					
2	在检索这个问题的过程中,我能够非常从容地应对					
3	这次检索结束后,我感觉心情十分地愉悦					
4	我觉得这次检索非常成功,我找到了正确的答案					
5	我觉得这次检索时间十分充足,足够我使用					

2.认知能力:(1到5同意的程度由低到高,1表示完全不同意,5表示非常同意)

序号	题　　目	1	2	3	4	5
1	我非常清楚地理解这个检索问题的意思(目的)					
2	我在检索前就对问题(疾病)的相关知识非常了解					
3	我在检索前就确定地知道这个问题的答案					
4	我知道通过什么方法能够从网络上找到正确答案					
5	我认为我从网络上找到的答案非常正确和可信					

3.参与医疗决策(情境解释):当要进行疾病治疗时,你会想全面了解备选的治疗方案,并且参与到最后的医疗决策制定中。(1到5同意的程度由低到高,1表示完全不同意,5表示非常同意)

序号	题　　目	1	2	3	4	5
1	在进行疾病治疗之前,我会使用网络去查找相关信息(如医院、治疗方法的副作用等)					
2	在选择疾病治疗方案时,我会首选网络上医疗健康信息以减少不确定因素					
3	网络信息对我选择治疗方案,做出医疗决策很有帮助					
4	网络医疗健康信息对我的医疗决策有很大的影响					
5	我认为在网络上查找疾病治疗方面信息,非常容易					

任务三　问卷调查

1.情感态度:(1到5同意的程度由低到高,1表示完全不同意,5表示非常同意)

序号	题　　目	1	2	3	4	5
1	当我看到这个检索问题时,非常自信能够找到答案					
2	在检索这个问题的过程中,能够非常从容地应对					
3	这次检索结束后,我感觉心情十分地愉悦					
4	我觉得这次检索非常成功,我找到了正确的答案					
5	我觉得这次检索时间十分充足,足够我使用					

2.认知能力:(1到5同意的程度由低到高,1表示完全不同意,5表示非常同意)

序号	题　　目	1	2	3	4	5
1	我非常清楚地理解这个检索问题的意思(目的)					
2	我在检索前就对问题(疾病)的相关知识非常了解					
3	我在检索前就确定地知道这个问题的答案					
4	我知道通过什么方法能够从网络上找到正确答案					
5	我认为我从网络上找到的答案非常正确和可信					

3.改变或预防不良健康行为(情境解释):了解医疗健康保健的信息,会使你更加关注自己的身体健康状况,并且改变不健康的生活方式,采取健康的行为方式。(1~5同意的程度由低到高,1表示完

全不同意,5 表示非常同意)

序号	题　　目	1	2	3	4	5
1	日常生活中我经常在网络上查找医疗保健类的信息					
2	当我想了解医疗保健信息时,会首选在网络上查找					
3	我认为网络医疗保健信息对我的身体健康帮助很大					
4	网络医疗保健信息会改变我关于健康的认识和行为					
5	我认为网络上查找所需要的医疗保健信息,很容易					

附录 4　实验结束后的访谈问卷

1.您对今天实验的整体感觉如何?(心情、感受)

2. 您觉得在整个检索过程中遇到主要的障碍和问题是什么?(如打字、关键词选择、答案的选择、电脑操作等方面)

3.您以前的相关经验(如搜索经验和疾病知识)是否帮助您今天的检索,是如何帮助的?

4.您在平时的生活中,经常上网吗,都干些什么;是否会访问一些特定的健康医疗网站,有哪些?

5.您认为网络上的医疗健康信息(如疾病治疗、饮食保健等方面)是否容易理解的、可信的?您希望网络能够提供什么样的健康信息?

参考文献

[1] Aideen J. S., Wendy A. R., Arthur D. F. Web-Based Information Search and Retrieval: Effects of Strategy Use and Age on Search Success [J]. Human Factors, 2006, 48(3): 434-446.

[2] Alan M. R. Television, Aging and Information Seeking [J]. Language & Communication, 1986, 6(1): 125-137.

[3] Alistair G. S., Mark E. Towards a Cognitive Theory of IR [J]. Interacting with Computers, 1998, 10(3): 321-351.

[4] Alla K., Allen C. B., David R. K. Consumer Health Information Seeking as Hypothesis Testing [J]. Journal of the American Medical Informatics Association, 2008, 15(4): 484-495.

[5] Amy, H. The Rural Digital Divide: Exploring Differences in the Health Information Seeking Behaviors of Internet Users [J]. Franklin Business & Law Journal, 2011(2): 65-67.

[6] Ashley E.A., Amber M. R., Thomas H. F. Health Information Seeking: A Review of Measures and Methods [J]. Patient Education and Counseling. 2011, 82(3): 346-354.

[7] Barry D. W., Raymond P. Relationshipbetween Health Care Costs and Very Low Literacy Skills in a Medically Needy and Indigent Medicaid Population [J]. Journal of the American Board of Family Practice, 2004, 17(1): 44-47.

[8] Bessie B. M., Christina C. Y. Library/Information Services and the Nation's Elderly [J]. Journal of the American Society for Information Science, 1985, 36(6): 364-368.

[9] Bo X. Experimenting on the Impact of Learning Methods and Information Presentation Channels on Older Adults' e-Health Literacy [J]. Journal of the American Society for Information Science and Technology, 2011, 62(9): 1797-1807.

[10] Bo X. Older Adults, e-Health Literacy, and Collaborative Learning: An Experimental Study [J]. Journal of the American Society for Information Science and Technology, 2011, 62(5): 933-946.

[11] Bo X., Julie M. B. Public Library Computer Training for Older Adults to Access High-Quality Internet Health Information [J]. Library & Information Science Research, 2009, 31(3): 155-162.

[12] Bob L., Yiwei C., Lynne H. Age Differences in Constraints Encountered by Seniors in Their Use of Computers and the Internet [J]. Computers in Human Behavior, 2011, 27(3): 1231-1237.

[13] Brown M. E. A General Model of Information-Seeking Behavior [J]. Proceedings of the ASIS Annual Meeting, 1991, 28(6): 9-14.

[14] Bundorf M. K., Wagner T. H., Singer S. J. Who Searches the Internet for Health Information [J]. Health Services Research, 2006, 41(3): 819-836.

[15] Burnbein R. Information Literacy: A Core Competency [J]. Australian Academic & Research Libraries, 1992, 23(4): 188-196.

[16] Chatman E. A. Channels to a Larger Social World: Older Women Staying in Touch with the Great Society [J]. Library & Information Science Research, 1991, 42(6):438-449.

[17] Chatman E. A. The Information World of Retired Women [M]. Westport, CT: Greenwood Press, 1992.

[18] Christina M. C. W. OlderAdults: Information, Communication and Telecommunications[D]. Doctoral Dissertation, RMIT, Monash,

Australia, 1995.

[19] Christine M., Chun W. C. A Review of Theoretical Models of Health Information Seeking on the Web [EB/OL]. http://choo.ischool.utoronto.ca/FIS/ResPub/JDOC2012.pdf.

[20] Chu H. Information Representation and Retrieval in the Digital Age [M]. Medford, NJ: Information Today, 2003.

[21] Elizabeth M., Sharon W. Exploring Older Adults' Health Information Seeking Behaviors [J]. Journal of Nutrition Education and Behavior, 2011 44(1): 85-89.

[22] Eun K.Y., Hyeoun A. P. Consumers' Disease Information-Seeking Behaviour on the Internet in Korea [J]. Journal of Clinical Nursing, 2010, 19(19-20): 2860-2868.

[23] Helena B., Kaija S., Sari R. Impact of Computer Training Courses on Reduction of Loneliness of Older People in Finland and Slovenia [J]. Computers in Human Behavior, 2012, 28(4): 1202-1212.

[24] Hou J. Shim M. The Role of Provider-Patient Communication and Trust in Online Sources in Internet Use For Health-Related Activities [J]. Journal of Health Communication, 2010, 15(3): 186-199.

[25] Jessie C., Wai-Tat F., Thomas K. Adaptive Information Search: Age-Dependent Interactions between Cognitive Profiles and Strategies [J]. Designing for Senior Citizens, 2009(8): 1683-1692.

[26] Joseph S., Mario A. H., Sara J. C., et al. Investigating the Roles of Knowledge and Cognitive Abilities in Older Adult Information Seeking on the Web [J]. ACM Transactions on Computer-Human Interaction, 2008, 15(1): 310-325.

[27] Katherine V.W., Nora C.M., Shoshana A. M., et al. Computer-Related Self-Efficacy and Anxiety in Older Adults With and Without Mild Cognitive Impairment [J]. Alzheimer's & Dementia, 2012, 8(6): 544-552.

[28] Kathryn Z., Mary M. Older Adults and Internet Use [OL]. [2013-10-5]. http://www.pewinternet.org/2012/06/06/older-adults-and-internet-use/.

[29] Kirsty W. Discovered by Chance: The Role of Incidental Learning Acquisition in an Ecological Model of Information Use [J]. Library & Information Science Research, 1998, 20(1): 23-40.

[30] Krikelas J. Information-Seeking Behavior: Patterns and Concepts [J]. Drexel Library Quarterly, 1983,19(02): 5-20.

[31] Kyung-Sun K.Effects of Emotion Control and Task on Web Searching Behavior [J]. Information Processing and Management, 2008, 44(1): 373-385.

[32] Laz T. H., Berenson A. B. Racial and Ethnic Disparities in Internet Use for Seeking Health Information Among Young women [J]. Journal of Health communication, 2013, 18(2): 250-260.

[33] Lambert S. D., Loiselle C.G. Health Information-Seeking Behavior [J]. Qualitative Health Research, 2007, 17(8): 1006-1019.

[34] Laura Z., Thomas B., Max B., et al. Information about Medications May Cause Misunderstanding in Older Adults with Cognitive Impairment [J]. Journal of the Neurological Sciences, 2010, 298 (1-2): 46-51.

[35] Man H., Derek H.,Bo X. Older Adults' Online Health Information Seeking Behavior [C]. iConference 2012, Toronto, Ontario, Canada, February 7-10, 2012:338-345.

[36] Marchionini G. Information Seeking in Electronic Environments [M]. Cambridge, UK: Cambridge University Press, 1995.

[37] Margaret A. W., Annette F., Bonnie C. L., et al. Guidelines for Medical and Health Information Sites on the Internet: Principles Governing AMA Web Sites [J]. Journal of the American Medical Association, 2000, 283(12): 1600-1606.

[38] Maria K., Nicholas K. L., Steve L. K. The Effects of Cmputers on Oder Ault Uers [J]. Computers in Human Behavior, 2005, 21

(5): 697-711.

[39] Medical Library Association. Health Information Literacy [EB/OL]. (2009-12-27) [2010-05-06]. http://www.mlanet.org/resources/healthlit.

[40] Mehret S. B., Valerie M. M., Lonelyss C., et.al. Internet Usage by Low-Literacy Adults Seeking Health Information: An Observational Analysis [J]. Journal of Medical Internet Research, 2004, 6(3): e25.

[41] Neil S., Stephen G., John F., et al. Older Adults' Use of Information and Communications Technology in Everyday Life [J]. Ageing and Society, 2003, 23(5): 561-582.

[42] Nicola J. G., Jonathan D. Klein, Peter R. N., et al. Health Information-Seeking Behaviour in Adolescence: the Place of the Internet [J]. Social Science & Medicine, 2005, 60(7): 1467-1478.

[43] Niederdeppe J., Robert C. H., Bridget J. K., et al. Examining the Dimensions of Cancer-Related Information Seeking and Scanning Behavior [J]. Health Communicatio, 2007, 22(2): 153-167.

[44] Oh M. K., Gary L. K., Jun J., et a1. Examining the Health Information-Seeking Behaviors of Korean Americans [J]. Journal of Health Communication, 2012, 17(7): 779-801.

[45] Palsdottir A. Elderly Peoples' Information Behaviour: Accepting Support from Relatives [J]. Libri, 2012, 62(2): 135-144.

[46] Paul C., Judy W., Gill W. Successful Strategies of Older People for Finding Information [J]. Interacting with Computers, 2005, 17(6): 660-671.

[47] Peter G., Fairweather. How Older and Younger Adults Differ in Their Approach to Problem Solving on A Complex Website [C]. ASSETS 2008, Halifax, Nova Scotia, Canada, October 13-15, 2008: 67-72.

[48] Q.Vera L., Wai-Tat Fu. Age Differences in Credibility Judgment of Online Health [J]. ACM Transactions on Computer-Human In-

teraction, 2013, 108(21): 686-690.

[49] Raimo N., Maija-Leena H., Terttu K. Enactment and Use of Information and the Media among Older Adults [J]. Library & Information Science Research, 2012, 34(3): 212-219.

[50] Rajani S. S., Rebecca L. K., Stephenie C. L, et al. Internet health information seeking is a team sport: Analysis of the Pew Internet Survey [J]. International Journal of Medical Informatics, 2013, 82(3): 193-200.

[51] Richard A. S. Online Library Catalog Search Performance by Older Adult Users [J]. Library & Information Science Research, 1998, 20(2): 115-131.

[52] Sally J. M., Wendy M. Strengthening the Safety Net for Online Seniors: Factors Influencing Differences in Health Information Seeking Among Older Internet Users [J]. Journal of Health Communication, 2008, 13(8): 778-792.

[53] Scott K. S. Health Education as Social Policy [J]. Health Education Monographs,1974, 2(10): 1-10.

[54] Sergio S., David S., Josep B. Everyday Use of Computer-Mediated Communication Tools and its Evolution Over Time: An Ethnographical Study with Older People [J]. Interacting with Computers, 2011, 23(5): 543-554.

[55] Shelia R. C., Sipi S. G. Characteristics of Online and Offline Health Information Seekers and Factors that Discriminate Between Them [J]. Social Science& Medicine, 2004, 59(9): 1795-1806.

[56] Soo Y. R., Hong X. Analysis of Multiple Query Reformulations on the Web: The Interactive Information Retrieval Context [J]. Information Processing and Management, 2006, 42(3): 751-768.

[57] Stephen A. R. Perceptions of Traditional Information Sources and Use of the World Wide Web to Seek Health Information: Findings From the Health Information National Trends Survey [J]. Journal of Health Communication, 2007,12(7):667-680.

[58] Thomas J.B. Principles of Health Education and Health Promotion [M].Wads worth:Thomson Learning, 2001.

[59] Tomas B. C., Fran H., Amanda S., et al. A Survey of Patients' Use of the Internet for Chronic Pain-Related Information [J].Pain Medicine, 2010, 11(4): 512-517.

[60] Torn W. Human Information Behavior [J]. Information Science, 2000, 3(2): 49-56.

[61] URAC Progressing with Web Site Accreditation [J]. Hospital Peer Review, 2001, 26(5): 67-68.

[62] Vicki L.H. Influencing Technology Adoption by Older Adults [J]. Interacting with Computers, 2010, 22(6): 502-509.

[63] Ye Y. A Path Analysis on Correlates of Consumer Trust in Online Health Information:Evidence from the Health Information National Trends Survey [J]. Journal of Health Communication, 2010, 15(3): 200-215.

[64] Yong J. Y., Besiki S., Lorri M. Cultural Influences on Seeking Quality Health Information: An Exploratory Study of the Korean Community [J]. Library & Information Science Research, 2012, 34(1): 45-51.

[65] 199IT 互联网数据中心. http://www. 199it. com/archives/212195.html, 2014.

[66] 2014 年中国社交类应用用户行为研究报告[EB/OL]. http://www. cnnic. net. cn/hlwfzyj/hlwxzbg/201408/P020140822379356612744.pdf.

[67] 巢乃鹏. 网络受众心理行为研究——一种信息查寻的研究范式[M]. 新华出版社, 2002.

[68] 邓维斌. SPSS 19(中文版)统计分析实用教程[M]. 北京: 电子工业出版社, 2012.

[69] 邓小昭. 因特网用户信息检索与浏览行为研究[J]. 情报学报, 2003, 22(6) : 653-658.

[70] 第 34 次中国互联网发展统计报告[EB/OL]. [2014-12-5] ht-

tp://www. cnnic. net. cn/hlwfzyj/hlwxzbg/hlwtjbg/201407/P020140721507223212132.pdf.
[71] 丁韧. 网络信息搜索行为研究——以我国高校学生为例[M]. 武汉：武汉大学出版社 2013.
[72] 高琴. 中文健康信息网站的评价[J]. 中华医学图书情报杂志，2010，19(2)：40-44.
[73] 韩妹. 中老年人对网络健康信息的使用与满足研究[D]. 中国传媒大学，2012.
[74] 韩毅. 用户网络信息检索的实验研究[D]. 重庆：西南大学:计算机与信息科学学院，2007.
[75] 胡晓鹰. 2000-2005 年图书馆用户信息需求研究综述[J]. 现代情报，2006，26(6)：133-136.
[76] 黄敬亨. 健康教育学[M]. 上海：复旦大学出版社，2011.
[77] 金国庆. 信息素养一词的概念分析及历史概述[J]. 情报科学，1996(1):26-33.
[78] 孔燕，沈菲飞. 健康素养内涵探析[J]. 医学与哲学(人文社会医学)，2009，30(3)：17-19,53.
[79] 乐龄网，关于“新老年人”讨论的调查. http://www.china5080.com/investigate/report/211116，2012.
[80] 乐龄网，关于“新老年人”讨论的调查.http://www.china5080.com/investigate/report/311920，2013.
[81] 李凤萍. 国外网络健康信息搜寻行为研究[J]. 2013 年度中国健康传播大会优秀论文集，2013：81-87.
[82] 刘志扬. 城市老年人信息素养现状调查[J]. 情报探索，2014(4)：45-47.
[83] 罗应婷，杨钰娟. SPSS 统计分析:从基础到实践[M]. 北京：电子工业出版社，2007.
[84] 马寒，冯锦玲. 中文搜索引擎用户检索式特征探析[J]. 情报学报，2005，24(6)：718-722.
[85] 马斯洛. 存在心理学探索[M]. 昆明：云南人民出版社，1987.
[86] 面向公众的网络医疗健康信息质量评价[J]. 中国卫生信息管

理杂志，2014(1)：38-42.
[87] 皮尤研究中心. http://www.pewinternet.org/Reports/2006/Online-Health-Search-2006.aspx，2006.
[88] 皮尤研究中心. http://www.pewinternet.org/2012/06/06/older-adults-and-internet-use/，2012.
[89] 皮尤研究中心. http://www.pewinternet.org/2013/01/15/health-online-2013/，2013.
[90] 皮尤研究中心. http://www.pewresearch.org/2014/03/31/state-of-the-news-media-2014/，2014.
[91] 皮尤研究中心. http://www.pewinternet.org，2014.
[92] 日本通. http://www.517japan.com/viewnews-52793.html，2012.
[93] 沙勇忠，任立肖. 网络用户信息查寻研究评述[J]. 图书情报工作，2005，49(1)：128-132，111.
[94] 社科院. 2030年中国将成为老龄化程度最高的国家[EB/OL]. [2010-11-04]. http://www.chinanews.com.cn/gn/2010/09-10/2526415.shtml.
[95] 师栋凯，何小峰，王风琴. 老年人卫生健康信息获取状况研究——以太钢退休职工为例[J]. 晋图学刊，2013(5)：14-17.
[96] 王锰. 美国网络健康信息用户获取行为的影响因素研究[J]. 信息资源管理学报，2013(3)：47-58.
[97] 王庆稳，邓小昭. 网络用户信息浏览行为研究[J]. 图书馆理论与实践，2009(2)：55-58.
[98] 魏萌萌，魏进. 国外网络健康信息搜寻行为研究及其对我国的启示[J]. 医学信息学杂志，2014，35(3)：12-16.
[99] 卫生部妇幼保健与社区卫生司，中国健康教育中心/卫生部新闻宣传中心. 首次中国居民健康素养调查报告[EB/OL]. (2009-12-18)[2010-07-05] http://61.49.18.65/publicfiles/business/htmlfiles/mohfybjysqwss/s3590/200912/45121.htm.
[100] 西雅图政府网站. http://www.seattle.gov/tech/seniors/computers.html，2013.
[101] 夏晓玲. 马斯洛“需要层次论”在图书馆工作中的应用[J]. 图

书馆论坛，2007(3)：25-27.

[102] 英国国家英国国家统计局网站. http://www.ons.gov.uk/ons/rel/rdit2/internet-access-quarterly-update/q1-2014/index. html. 2014.

[103] 俞文敏，王杰，周宏宇等. 健康需求者对健康类网站的知识需求调查[J]. 护理学杂志，2009，24(9)：86-87.

[104] 岳剑波. 信息管理基础[M]. 北京：清华大学出版社，1999.

[105] 张洪武，冯思佳，赵文龙等. 基于网络用户搜索行为的健康信息需求分析[J]. 医学信息学杂志，2011，32(5)：13-18.

[106] 张会会，马敬东，蒋春红等. 健康类网站信息质量的评估研究[J]. 医学信息学杂志，2013，34(7)：1-6.

[107] 郑钊权. 老年人的网络健康信息需求研究[J]. 内蒙古科技与经济，2010(12)：55-56.

[108] 郑钊权. 中外老年搜索引擎比较研究[J]. 图书馆学刊，2010，32(8)：92-94.

[109] 中国互联网络发展状况统计报告，http://www.cnnic.net.cn/hlwfzyj/hlwxzbg/hlwtjbg/201407/P020140721507223212132.pdf.

[110] 中国人搜索行为研究中心. http://www.searchlab.com.cn/，2007.

[111] 中国新闻网. http://finance.chinanews.com/it/2013/10-24/5418664.shtml，2013.

[112] 中国移动互联网调查研究报告. http://www.cnnic.net.cn/hlwfzyj/hlwxzbg/201408/P020140826366265178976.pdf.

[113] 中华人民共和国国家卫生和计划生育委员会. http://www.nhfpc.gov.cn/zhuzhan/zcjd/201405/9992e411fff04a95b03caeda31794c7d. shtml，2014.

[114] 周朝东. 南京市社区老年教育调查与思考[J]. 中共南京市委党校学报，2011(2)：109-112.

[115] 周晓英，蔡文娟. 大学生网络健康信息搜寻行为模式及影响因素[J]. 情报资料工作，2014(4)：50-55.